Snehal Singh
Simran Radhu
Shalabh Mehrotra

AVANÇOS RECENTES NA REGENERAÇÃO PERIODONTAL

Snehal Singh
Simran Radhu
Shalabh Mehrotra

AVANÇOS RECENTES NA REGENERAÇÃO PERIODONTAL

Ajuda para os periodontistas

ScienciaScripts

Imprint

Any brand names and product names mentioned in this book are subject to trademark, brand or patent protection and are trademarks or registered trademarks of their respective holders. The use of brand names, product names, common names, trade names, product descriptions etc. even without a particular marking in this work is in no way to be construed to mean that such names may be regarded as unrestricted in respect of trademark and brand protection legislation and could thus be used by anyone.

Cover image: www.ingimage.com

This book is a translation from the original published under ISBN 978-620-8-42348-3.

Publisher:
Sciencia Scripts
is a trademark of
Dodo Books Indian Ocean Ltd. and OmniScriptum S.R.L publishing group

120 High Road, East Finchley, London, N2 9ED, United Kingdom
Str. Armeneasca 28/1, office 1, Chisinau MD-2012, Republic of Moldova, Europe
Managing Directors: Ieva Konstantinova, Victoria Ursu
info@omniscriptum.com

Printed at: see last page
ISBN: 978-620-8-64162-7

Copyright © Snehal Singh, Simran Radhu, Shalabh Mehrotra
Copyright © 2025 Dodo Books Indian Ocean Ltd. and OmniScriptum S.R.L publishing group

INTRODUÇÃO

O periodonto é um órgão complexo constituído por tecido epitelial e tecidos conjuntivos moles e mineralizados, e inclui a gengiva, o ligamento periodontal, o cemento e o osso alveolar.

Os defeitos periodontais resultantes da periodontite apresentam uma destruição significativa do osso alveolar, do ligamento periodontal e da gengiva e, consequentemente, o cemento radicular pode ficar contaminado pela exposição ao ambiente oral.

A anatomia e composição únicas do periodonto fazem com que a cicatrização de feridas periodontais seja um processo mais complexo do que a cicatrização de tecidos moles em geral, devido à necessidade de interação entre os tecidos conjuntivos duros e moles, bem como o epitélio (1). Uma vez controlado o aspeto inflamatório da doença, o objetivo final da terapia periodontal é a regeneração dos tecidos destruídos.

A regeneração periodontal é definida como a reprodução ou reconstituição de uma parte perdida ou lesionada, de modo a que a forma e a função das estruturas perdidas sejam restauradas.

Isto deve ser distinguido do termo "nova fixação" que descreve a formação de novo cemento com a inserção de fibras de colagénio numa superfície radicular privada do seu tecido de ligamento periodontal, mas não descreve necessariamente a regeneração completa de todo o periodonto

Alguns dos principais desafios clínicos encontrados na engenharia de tecidos periodontais e no aumento do osso alveolar incluem o desenvolvimento de estratégias para ultrapassar as forças mastigatórias, a avascularização das superfícies dos dentes e dos implantes e a contaminação microbiana inerente ao trabalho na cavidade oral.

Em geral, os estudos de cicatrização de feridas periodontais indicam que a terapia periodontal convencional resulta mais frequentemente na reparação por tecido cicatricial colagénico e é acompanhada pela migração apical do epitélio gengival entre o tecido conjuntivo gengival e a superfície da raiz (2). Este processo de cicatrização não restaura totalmente a forma ou a função das estruturas perdidas e, por conseguinte, não constitui uma regeneração.

A regeneração periodontal requer uma nova ligação à superfície radicular, um processo que envolve a regeneração das fibras do ligamento periodontal e a inserção destas fibras no cemento recém-formado numa superfície radicular que tenha sido previamente exposta a agentes patogénicos do periodonto. Foi demonstrado que as células derivadas dos tecidos conjuntivos gengivais e do osso alveolar não têm a capacidade de formar essa ligação (3,4). Por outro lado, se for dada preferência ao repovoamento da superfície radicular por células do ligamento periodontal, pode formar-se uma nova ligação de tecido conjuntivo, incluindo um novo cemento com fibras de colagénio inseridas. Assim, o ligamento periodontal é de importância crítica no processo regenerativo.

Para que a regeneração periodontal ocorra, as células progenitoras do ligamento periodontal devem migrar para a superfície radicular desnudada, fixar-se a ela, proliferar e amadurecer num aparelho de fixação fibroso organizado e funcional que se insere no cemento recém-formado. Da mesma forma, as células ósseas progenitoras também devem migrar, proliferar e amadurecer em conjunto com o ligamento periodontal em regeneração. Assim, o conceito de regeneração periodontal baseia-se no princípio de que as células saudáveis remanescentes e/ou as células atraídas para o local de cicatrização têm o potencial de promover a regeneração. No entanto, é difícil obter clinicamente condições que permitam o repovoamento seletivo por células do ligamento periodontal.

A regeneração periodontal bem sucedida baseia-se na cementogénese verificável na superfície da raiz, na inserção oblíqua das fibras do ligamento periodontal e na formação de osso de suporte novo e vital. Em última análise, o suporte periodontal regenerado deve ser capaz de interagir com os tecidos hospedeiros circundantes de uma forma integrada, suportar as forças biomecânicas resultantes da mastigação e restaurar a função e estrutura normais.

Tanto o ácido cítrico como a tetraciclina têm sido aplicados na superfície radicular durante a cirurgia periodontal para desmineralizar a dentina e expor as fibrilas de colagénio. O fundamento biológico por detrás desta abordagem era a crença de que aumentaria a formação de cemento ao induzir as células mesenquimatosas no tecido adjacente a diferenciarem-se em cementoblastos. Ensaios clínicos controlados em humanos não conseguiram demonstrar qualquer melhoria nos parâmetros clínicos após o condicionamento da superfície radicular (5,6,7).

De facto, uma revisão sistemática recente da eficácia do condicionamento da superfície radicular concluiu que "a utilização de ácido cítrico, tetraciclina ou ácido etileno-diamino-tetra-acético (EDTA) para modificar a superfície radicular não proporciona qualquer benefício de significado clínico para a regeneração em pacientes com periodontite crónica"

(8). Por conseguinte, a utilização do condicionamento da superfície radicular como adjuvante do desbridamento cirúrgico com o objetivo de promover a regeneração periodontal não é apoiada pela literatura.

O raciocínio para a abordagem de enxerto ósseo é que a promoção da formação óssea também induziria a formação de novos acessórios ao longo da superfície da raiz do dente adjacente. Vários tipos de materiais de enxerto foram introduzidos no tratamento periodontal reconstrutivo com base na sua capacidade de facilitar a reconstrução do aparelho de suporte perdido através dos seguintes mecanismos:

• Osteoneogénese (contém células formadoras de osso)

• Osteocondução (serve de suporte e de espaço para a formação óssea)

• Osteoindução (contêm substâncias indutoras de osso [Brunsvold e Mellonig, 1993]).

As evidências conflitantes em relação à eficácia clínica dos enxertos ósseos são acompanhadas por dados histológicos conflitantes sobre se o enxerto ósseo resulta em verdadeira regeneração envolvendo nova inserção na superfície da raiz ou reparação através de um longo epitélio juncional. Embora existam alguns estudos que fornecem evidências histológicas de que os enxertos ósseos autógenos e alógenos desmineralizados suportam a formação de uma nova inserção (9,10,11,12), também existem relatos de nenhuma nova inserção após a utilização destes dois tipos de enxertos (13,14). Além disso, estes resultados são complicados pelo facto de os enxertos ósseos alogénicos desmineralizados não estarem prontamente disponíveis em muitas partes do mundo, enquanto a utilização de enxertos ósseos autógenos na regeneração periodontal não é muitas vezes prática devido à necessidade de um segundo local cirúrgico e à morbilidade associada. É muito mais prático utilizar xenoenxertos "prontos a usar" ou materiais aloplásticos. No entanto, essencialmente todos os dados disponíveis indicam que os enxertos aloplásticos apoiam a reparação periodontal em vez da regeneração (15). Os aloenxertos não estão disponíveis em muitas partes do mundo e, por isso, a utilização de produtos xenogénicos "prontos a usar" está a tornar-se mais popular. A maioria estudos recentes que utilizaram um xenoenxerto como material de substituição óssea utilizaram um produto desproteinizado bovino (Bio-Oss, Geistlich, Wolhusc, Suíça). Em geral, as provas disponíveis não apoiam a utilização de enxertos ósseos em conjunto com o desbridamento cirúrgico com o objetivo de promover a regeneração periodontal.

No contexto da regeneração periodontal, a RT/RM evoluiu significativamente ao longo do tempo, tendo começado cedo com o conceito de regeneração tecidular guiada (RTG). Melcher foi o primeiro a postular que os tipos específicos de células que inicialmente repovoam a superfície da raiz após a cirurgia periodontal a natureza nova ligação e se a cicatrização se processa por reparação ou regeneração. O raciocínio biológico para o conceito de tratamento GTR baseia-se na implementação de membranas de barreira oclusiva celular para excluir seletivamente o crescimento epitelial e fibroblástico relativamente rápido, ao mesmo tempo que promove o repovoamento dos locais de defeito com células de migração mais lenta do ligamento periodontal, osso e cemento. A regeneração óssea guiada (ROG) foi desenvolvida para a regeneração de defeitos ósseos com base nos princípios subjacentes à ROG, incorporando também a utilização de membranas de barreira para excluir mecanicamente o crescimento de tecidos moles do local do defeito, a fim de promover o com células progenitoras osteogénicas.

Os principais componentes das actuais abordagens de tratamento baseadas na engenharia de tecidos incluem moléculas sinalizadoras/factores de crescimento, suportes e células, com especial incidência na promoção da osteogénese, da angiogénese e do controlo da inflamação, o que poderá resultar em resultados regenerativos mais previsíveis no futuro. É importante notar que estas abordagens podem ser utilizadas isoladamente ou em combinação umas com as outras.

Um dos principais objectivos da investigação recente em engenharia de tecidos periodontais e regeneração óssea (PTEBR) é desenvolver modalidades terapêuticas capazes de recrutar e orientar temporo-espacialmente as células hospedeiras de forma a promover a regeneração e a cicatrização. Para além de determinar os factores biológicos e de crescimento adequados a utilizar nos tratamentos regenerativos, é também extremamente importante elucidar as doses e os métodos de administração ideais.

Nesta dissertação, tentámos destacar os avanços recentemente desenvolvidos e as probabilidades futuras neste domínio para uma melhor previsão da regeneração periodontal.

REVISÃO

Enxertos ósseos

Vários enxertos ósseos têm sido utilizados para a regeneração periodontal isoladamente ou em combinação com outros agentes em defeitos ósseos até agora, mas com sucesso variável devido a factores variáveis que afectam os resultados.

FIG.1 Defeito ósseo mesial a um segundo pré-molar. B, Material de enxerto colocado num prato dappen antes de ser transferido para o local do enxerto. C, Material colocado no local. D, Reentrada 6 meses depois.

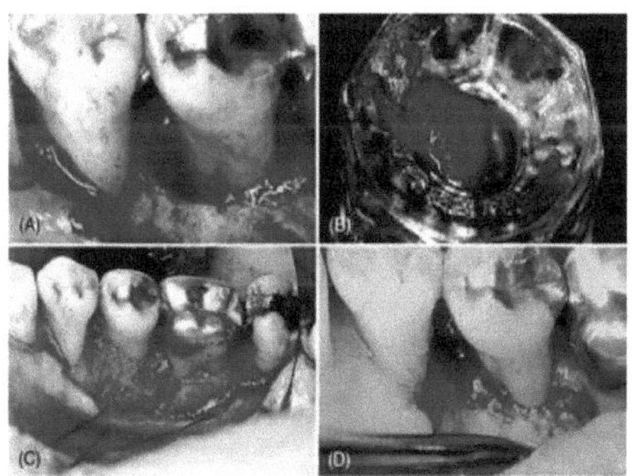

Fonte: (Cortesia: Dr. E. Earl Robinson.)

Os vários enxertos ósseos utilizados são os seguintes:

1. Enxertos autógenos/Autoenxertos (derivados do mesmo indivíduo)

Vários tipos de enxertos autógenos foram propostos na literatura:

A. Lascas de osso cortical (Nabers, 1984; Nabers e O'Leary, 1965)

Um dos problemas com este material era o seu potencial de sequestro e o tamanho (médio) grande das partículas aparas. Como resultado, foram preferidos outros tipos de enxertos autógenos (Mellonig, 1992).

B. Coágulo ósseo e mistura de osso (Robinson, 1969)

Em comparação com o desbridamento do retalho aberto, a utilização deste auto-enxerto em defeitos autónomos parece resultar em melhores níveis de fixação clínica após a cicatrização.

C. Osso esponjoso intra-oral e medula óssea

Os resultados contraditórios de uma série de estudos sobre este material dificultam a interpretação dos resultados. Por exemplo, um estudo de Rosenberg (1971) referiu que havia mais de 50% de preenchimento ósseo após a implantação do material, enquanto um estudo de Renvert et al. (1985) referiu que havia apenas uma diferença limitada entre áreas enxertadas e não enxertadas, com um resultado mais favorável em locais profundos.

D. Osso esponjoso extra-oral e medula óssea (Schallhorn, 1968)

Devido a uma série de problemas relatados com utilização deste tipo de enxerto autógeno, a sua utilização na prática periodontal quotidiana tem sido limitada. Tanto a anquilose como a reabsorção radicular podem ocorrer após a utilização de um enxerto ilíaco, bem uma elevada morbilidade associada ao local do dador (Dragoo e Sullivan, 1973; Ellegaard et al., 1976).

2. Enxertos alogénicos/Altoenxertos (derivados de membros diferentes da mesma espécie)

Os enxertos ósseos alogénicos são normalmente obtidos nas doze horas seguintes à morte do dador e colocados em bancos de tecidos. Quatro tipos de enxertos alogénicos têm sido utilizados na terapia de reconstrução periodontal:

A. Aloenxerto ilíaco congelado

Tem demonstrado resultados favoráveis. No entanto, a necessidade de uma correspondência cruzada extensa para diminuir a possibilidade de transmissão de doenças e rejeição do enxerto limitou a sua utilização generalizada no tratamento periodontal (Rosen et al., 2000).

B. Aloenxerto ósseo liofilizado (FDBA)

Este tipo de enxerto tem sido eficaz como um suporte sobre o qual se pode formar novo osso (Goldgerg e Stevenson, 1987).

C. Enxerto ósseo desmineralizado liofilizado (DFDBA)

Foi referido que o ácido clorídrico e a liofilização do enxerto de osso cortical podem expor as proteínas morfogenéticas na matriz óssea, aumentando assim o seu potencial osteogénico (Urist e Mikulski, 1979).

O DFDBA tem sido considerado como um dos enxertos "gold standard" na regeneração periodontal, com resultados favoráveis (Libin et al., 1975; Pearson et al., 1981; Rosen et al., 2000). O risco de transmissão de doenças sempre foi uma preocupação com o uso de aloenxertos. No entanto, este pode ser mínimo se o enxerto for colhido e processado de acordo com as normas e diretrizes de organismos estabelecidos (por exemplo, a Associação Americana de Bancos de Tecidos) (Mellonig, 1995). Além disso, os estudos em seres humanos não demonstraram qualquer reação imunitária (antigenicidade) após o tratamento com FDBA e DFDBA (Quattlebaum et al., 1988).

3. Xenoenxertos (derivados de espécies diferentes)

Estes enxertos demonstram propriedades osteocondutoras e foram considerados isentos de risco de transmissão de doenças. Os xenoenxertos estão disponíveis em dois tipos:

A. Enxertos ósseos derivados de bovinos

O osso bovino é processado para a eliminação da sua parte orgânica, deixando um "esqueleto" de hidroxiapatite com uma estrutura microporosa de osso cortical e esponjoso, semelhante à do corpo humano. Foi sugerido que este tipo de enxerto actua como um suporte osteocondutor e permite o crescimento ósseo com subsequente integração no osso do hospedeiro (Nasr et al., 1999). O Bio-Oss (Geistlich, Wolhusen, Suíça) é o produto mais conhecido e comercialmente disponível nesta categoria (Fig. 2) e tem sido associado à gestão bem sucedida de defeitos intra-ósseos e inter-radiculares (Richardson et al., 1999; Taheri et al., 2009).

B. Carbonato de cálcio coralino. Biocoral (Inoteb, Saint Gonnery, França)

Trata-se de um material reabsorvível de carbonato de cálcio, obtido a partir de um coral natural e é composto principalmente por anagonite (>98% $CaCO_3$). A porosidade do material (>45%) é semelhante à do osso natural e não parece necessitar de transformação para uma fase carbonatada, permitindo assim uma rápida reabsorção e substituição óssea (Nasr et al., 1999). Vários estudos demonstraram resultados prometedores com a utilização de Biocoral em defeitos ósseos humanos (Gao et al., 1997). No entanto, pode haver um risco de rejeição do tratamento regenerativo com a utilização de xenoenxertos por parte dos pacientes devido a razões culturais e religiosas.

4. Materiais aloplásticos (produtos sintéticos)

Estes materiais funcionam principalmente como enchimentos ósseos (3rd World Workshop in Periodontics 1996). Os enxertos sintéticos estão disponíveis em partículas de 300-500 lm de diâmetro e podem oferecer as vantagens de uma quantidade ilimitada, sem risco de transmissão de doenças e sem sítio cirúrgico adicional. Os enxertos aloplásticos podem ser divididos em quatro categorias principais:

A. Polímeros

O HTR (Bioplant, Norwalk, CT) é um osso sintético desta categoria disponível no mercado. Trata-se de um composto de polimetilmetacrilato, polihidroxiletilmetacrilato e hidróxido de cálcio e pode ser considerado um material não reabsorvível. Estudos em humanos demonstraram resultados clínicos favoráveis com a utilização de HTR e registaram a deposição de crescimento de novo nas suas partículas hidrofílicas (Stahl et al., 1990; Yukna, 1990). Outros estudos, no entanto, não conseguiram demonstrar qualquer eficácia clínica significativa para este material (Shahmiri et al., 1992).

B. Fosfato tricálcico (TCP)

A forma mais comummente utilizada deste material é o fosfato b-tricálcico (b-TCP), que pode ser considerado um material parcialmente reabsorvível que actua inicialmente como um suporte para a formação óssea. Vários estudos indicaram resultados benéficos na reconstrução periodontal com a utilização de fosfato tricálcico (Cutright et al., 1972; Stein et al., 2009). No entanto, outros estudos sublinharam a tendência das partículas deste material para serem encapsuladas por tecido conjuntivo fibroso (Baldock et al., 1985).

C. Hidroxiapatite

Este é o componente mineral dominante do osso humano. A hidroxiapatite sintética foi introduzida em três tipos (Nasr et al., 1999):

(i) o tipo denso, que resulta de um processo a alta temperatura, é não poroso e denso (Meffert et al., 1985; Yukna, 1989)

(ii)o tipo poroso, que resulta da conversão hidrotérmica do exoesqueleto de carbonato de cálcio do coral natural em hidroxiapatite de fosfato de cálcio.
A porosidade deste material facilita o crescimento do osso nos poros

(iii) o tipo reabsorvível, que resulta de um processo a baixa temperatura. A sua taxa de reabsorção lenta permite uma ação osteocondutora prolongada (Ricci et al., 1992). Está disponível comercialmente uma combinação de hidroxiapatite (60%) e b-TCP (40%) (Straumann BoneCeramic).

No entanto, não existem atualmente estudos a longo prazo sobre a eficácia deste produto combinado.

D. Vidro bioativo

Este material é composto por CaO, Na2O, SiO2, P2O5 e pode ser reabsorvível ou não reabsorvível, consoante proporção relativa dos seus compostos. Aparentemente, liga-se ao osso através do desenvolvimento de uma dupla camada de gel de sílica e cálcio-fósforo. Foi sugerido que o material promove a adsorção de proteínas pelos osteoclastos para formar uma matriz óssea extracelular (Nasr et al., 1999). Existem dois tipos principais de vidros bioactivos disponíveis comercialmente, o PerioGlas (NovaBone Dental) e o BioGran (BIOMET 3iTM). Os dados da literatura publicada parecem sugerir que o vidro bioativo é eficaz no tratamento de defeitos intra-ósseos (Lovelace et al., 1998; Mengel et al., 2006; Subbaiah e Thomas, 2011). No entanto, um estudo histológico de defeitos humanos relatou que, após a utilização de biovidro, apenas foi observada uma formação óssea limitada e, na maioria das amostras, não foi observada qualquer evidência de formação de novo cemento e de fibras de colagénio (Nevins et al., 2000). É possível que diferentes marcas de bioglass variem na sua eficácia e, por conseguinte, esta hipótese deve ser investigada em RCTs bem conduzidos (Sohrabi et al., 2012).

Regeneração de tecidos guiada

A regeneração tecidular guiada (RTG) é uma técnica clínica baseada na observação de que apenas o ligamento periodontal, mas não o tecido conjuntivo gengival ou o osso, contém células capazes de formar novo cemento na superfície radicular e estabelecer novas fibras de ligação entre o cemento e o osso (16). O GTR envolve a utilização de uma membrana de barreira para promover o repovoamento seletivo do defeito periodontal por células derivadas ligamento periodontal à custa das células gengivais.

Foi introduzida uma membrana de poli-tetra-fluro-eteleno expandido (e-PTFE) (Gore Tex Periodontal Material, WL Gore and Assoc, Flagstaff, AZ, EUA). Os primeiros estudos de RTG utilizaram esta membrana não reabsorvível (17,18), que foi deixada no local durante um período de seis semanas e depois foi removida através de um procedimento cirúrgico de reentrada. Foi demonstrada evidência histológica de regeneração. A membrana de ePTFE não reabsorvível tinha as caraterísticas desejáveis de ser biocompatível, oclusiva para células indesejáveis, manter o espaço e estar disponível numa variedade de configurações. No entanto, as membranas não reabsorvíveis também eram propensas a exposição e infeção, o que afectava negativamente os resultados da terapia regenerativa (19,20).

Posteriormente, foram introduzidas no mercado membranas reabsorvíveis, com a vantagem óbvia de não ser necessário um procedimento de reentrada. As membranas reabsorvíveis são fabricadas numa grande variedade de materiais, sendo os mais comuns o colagénio e os copolímeros de ácido poliláctico/poliglicólico. A utilização de uma membrana de colagénio porcino (Bio-Gide, Geistlich, Wolhuse, Suíça), que ganhou uma popularidade considerável devido à facilidade de manuseamento e à ausência de complicações pós-operatórias, é apoiada por dados a longo prazo de ensaios clínicos controlados e aleatorizados (21,22). Devido à sua estrutura não-suportável, é frequentemente utilizado em combinação com um material de enxerto de substituição óssea.

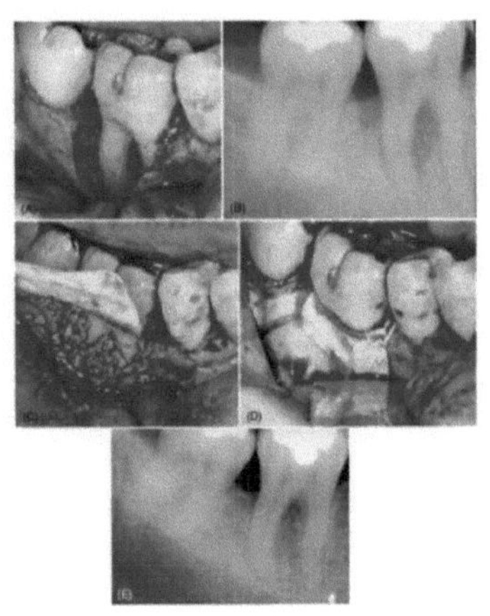

FIG.2 Fotografias clínicas e radiografias de um caso de regeneração tecidular guiada utilizando politetrafluoroetileno expandido (ePTFE) com membrana reforçada com titânio. O defeito ósseo encontrava-se ao longo da área interproximal distal, envolvendo bucalmente a furca (A, B). Para evitar o colapso da membrana sobre as superfícies radiculares, o aloenxerto ósseo desmineralizado liofilizado (DFDBA) e o ajuste da membrana de titânio proporcionaram um espaço maior para a regeneração (C, D). Um ano depois, os sinais radiográficos e clínicos são consistentes com a obtenção de regeneração neste defeito (E). Fonte: (Cortesia: Rose L, et al, editor: Periodontics: medicine, surgery, and implants, Elsevier Mosby, 2004).

Vários materiais reabsorvíveis e autólogos foram testados com sucesso quanto à sua segurança e eficácia nos procedimentos de ROG:

1. Barreiras de colagénio

Este tipo de membrana tem sido amplamente utilizado na prática clínica (i.e. Bio-Gide, Geistlich, Wolhusen, Suíça) devido às suas atractivas propriedades biológicas e físicas, bem como à sua disponibilidade comercial (Fig. 2a-e). O colagénio tipo I é o componente predominante da(s) membrana(s) de colagénio, pelo que parece imitar a consistência natural dos tecidos periodontais. Vários investigadores sugeriram que as membranas de colagénio podem ter um papel positivo na regeneração dos tecidos periodontais (Pitaru et al., 1987). Têm sido utilizadas técnicas de reticulação para melhorar as caraterísticas destas membranas, como por exemplo para prolongar a sua taxa de reabsorção, que pode variar entre seis a oito semanas e seis a oito meses. No entanto, são necessários estudos adicionais para melhorar as suas propriedades, uma vez que foi demonstrado que existem limitações no fornecimento/manutenção do espaço da ferida, juntamente com a observação de que a quantidade de regeneração após a sua utilização pode ser limitada e imprevisível (Tatakis et al., 1999).

2. Membranas de cargila

Elas são derivadas de intestinos bovinos (ceco de boi) e suas taxas de reabsorção parecem variar de 30 a 60 dias. No entanto, não foram registados ganhos significativos no nível de fixação clínica (CAL) nem caraterísticas de manuseamento difíceis com a utilização de membranas de cargila (Card et al., 1989).

3. Barreiras de ácido poliláctico, poliglicólico e copolímero de poliglactina

Os poli (a-hidroxi) ácidos são materiais sintéticos. Foi demonstrado que a sua degradação no corpo humano por hidrólise resulta em produtos que são metabolizados através do ciclo do ácido cítrico (ciclo de Krebs). Estes materiais têm sido associados a uma diminuição localizada do pH e a efeitos inibitórios na osteogénese. Além disso, devido à sua lenta taxa de degradação, o material de barreira pode persistir no corpo humano durante quatro a seis anos e pode estimular uma reação tardia localizada de corpo estranho (Tatakis et al., 1999). A ligação cruzada e/ou a adição de lactídeo e/ou glicolídeo (por exemplo, copolímero VICRYL Periodontal Mesh; Johnson & Johnson NJ, EUA; Fleisher et al., 1988) pode, contudo, resultar numa degradação mais rápida. Apenas um número limitado de estudos demonstrou qualquer eficácia clínica deste grupo de materiais em procedimentos de RTG (Bremm et al., 2004;

Magnusson et al., 1988; Stavropoulos e Karring, 2004).

4. Barreiras de malha de celulose oxidada

Estas membranas de barreira são feitas de um material de penso hemostático reabsorvível que se observou ter efeitos encorajadores nos procedimentos de RTG (Galgut, 1990). No entanto, parece proporcionar um espaço limitado na ferida e, como tal, a exclusão de células pode ser elevada. A natureza ácida do material também pode ser responsável pelo atraso na cicatrização do tecido ósseo após a sua utilização (Tatakis et al., 1999). Por conseguinte, são essenciais estudos clínicos adicionais e bem concebidos sobre este material antes da sua inclusão como membrana de barreira nos procedimentos de RTG.

5. Membranas de barreira periosteal autógenas

A utilização de tecido conjuntivo com periósteo recolhido do palato do hospedeiro combinado com lascas de osso autógeno parece ser uma combinação promissora para utilização em procedimentos de RFA, uma vez que os estudos demonstraram um ganho superior dos níveis ósseos e uma menor recessão do tecido marginal no pós-operatório, quando comparados com o desbridamento com retalho aberto (OFD) isolado (Paolantonio et al., 2010). São necessários mais estudos para além dos relatórios de casos existentes para a investigação destas membranas autógenas.

6. Membranas de aloenxertos ósseos laminares

A utilização desta membrana de barreira em combinação com aloenxerto ósseo liofilizado desmineralizado em partículas (DFDBA) também pode ser promissora, como demonstrado num ensaio clínico aleatório (RCT) em pacientes com doze pares de lesões de furca de molares mandibulares de Classe II (Scott et al., 1997). No entanto, são necessários mais estudos com uma potência muito superior para obter provas conclusivas sobre a utilização deste material como barreira de membrana em procedimentos de RFA.

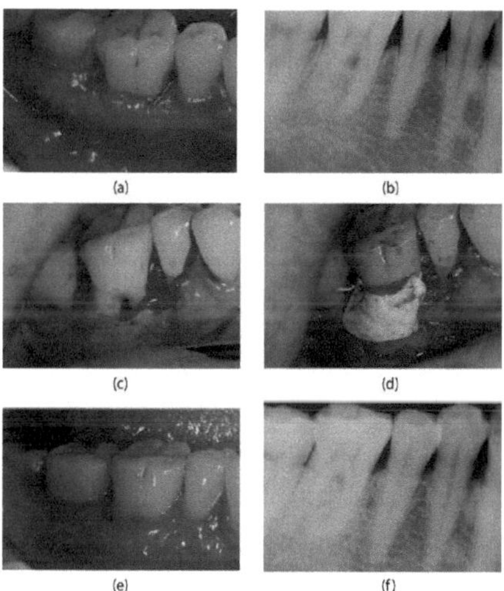

FIG.3 Resultados clínicos da regeneração tecidular guiada com enxerto ósseo e membrana. (A) Vista pré-operatória. (B) Radiografia periapical pré-operatória. (C) Vista bucal após a elevação de um retalho de espessura total, mostrando o envolvimento da furca no primeiro molar inferior direito. (D) A área do defeito foi preenchida com enxerto ósseo e membrana reabsorvível. (E) A fotografia clínica do primeiro molar inferior direito. (F) A radiografia do primeiro molar inferior direito com regeneração da área de furca.

Resultados clínicos

A grande maioria dos estudos clínicos envolvendo GTR identificam benefícios significativos tratamento de defeitos intra-ósseos e furcações de Classe II mandibular. O tratamento furcações de Classe III com GTR não é suportado pela literatura (23). Além disso, embora resultados estatisticamente significativos possam ser obtidos em relação às furcações maxilares de Classe II (24), os benefícios são considerados limitados e, portanto, clinicamente insignificantes. Portanto, o tratamento com GTR não é recomendado para furcações de Classe III. Para os resultados secundários, o tratamento GTR levou a resultados significativamente melhores do que o OFD. Os autores concluíram que, em geral, a GTR foi consistentemente mais eficaz do que a OFD na redução das profundidades de furca horizontal aberta, dos níveis de inserção horizontal e vertical e das profundidades de bolsa para defeitos de furca de Classe II mandibular ou maxilar. No entanto, estas melhorias foram modestas, variáveis e havia apenas um número limitado de estudos disponíveis para avaliar os efeitos, limitando assim as conclusões gerais sobre o benefício clínico da GTR. A RTG também tem sido combinada com enxertos ósseos, sendo a principal vantagem o suporte de membranas reabsorvíveis, que muitas vezes não têm a rigidez necessária para manter espaço e evitar o colapso no defeito. É de salientar que a maioria dos estudos que relatam a utilização combinada de GTR com um enxerto de substituição óssea utilizaram um material de enxerto alogénico ou um xenoenxerto. Em termos de resultados centrados no paciente, a cicatrização associada ao GTR é, em grande parte, sem intercorrências e não difere muito da OFD. A exposição da membrana de barreira do GTR foi a principal complicação comunicada, mas o efeito foi geralmente modesto, com o maior impacto relacionado com a possibilidade de o doente necessitar de consultas pós-operatórias adicionais ou da utilização de antibióticos sistémicos (25).

Materiais regenerativos biologicamente activos

Uma disciplina relativamente nova, a engenharia de tecidos na terapia periodontal foi desenvolvida, em parte, devido a um conjunto crescente de provas relativas às funções biológicas do corpo humano. A base biológica para esta inovação baseou-se no conceito de que certos factores eram capazes de regular tanto a diferenciação como a função das células progenitoras dentro da área da ferida de cicatrização (tecidos periodontais), o que levaria a um resultado mais favorável da formação de novo osso, cemento e PDL. Foram investigados três elementos básicos com o objetivo de manipular a sequência de eventos que podem levar a uma cicatrização periodontal completa:

(1)Células estaminais/progenitoras
(2)Andaimes condutores
(3)Signalling Molecules (Chen & Jin, 2010).

1. Células estaminais/progenitoras

O termo "células estaminais" refere-se a células clonogénicas, indiferenciadas, capazes de auto-renovação e de diferenciação em várias linhagens, dependendo dos seus sinais intrínsecos que podem ser regulados por factores extrínsecos (Lin et al., 2008). Em termos gerais, os sinais moleculares que podem controlar a diferenciação das células incluem factores solúveis (por exemplo, hormonas e citocinas), moléculas matriciais, contactos diretos entre células e estímulos externos (por exemplo, estimulação mecânica) (Hughes, 1995). As células estaminais são classificadas em células embrionárias e células adultas (somáticas). As células estaminais hematopoiéticas da medula óssea foram identificadas em primeiro lugar e já eram utilizadas para fins terapêuticos. As células estromais da medula óssea (BMSCs) ou células estaminais mesenquimais (MSCs) são uma população diferente de células estaminais que foi identificada no corpo adulto. Aparentemente, todos os tecidos com tendência para a renovação contêm, pelo menos, um pequeno número de células estaminais (Lin et al., 2008). Seo et al. (2004) isolaram MSCs na PDL humana e, como resultado, lançaram as bases para o desenvolvimento de novas estratégias para a reconstrução periodontal. Um fator determinante do potencial regenerativo da PDL foi a capacidade das células estaminais para sofrerem uma diferenciação especializada em osteoblastos e cementoblastos, resultando na formação de novo osso e cemento.As células estaminais mesenquimais/estromais (MSCs) são habitualmente utilizadas em estratégias de ET periodontal. As MSCs apresentam propriedades hipoimunogénicas e imunomoduladoras, o que as torna promissoras para aplicações em TE. As MSC derivadas de tecidos adultos (por exemplo, medula óssea, tecido adiposo e tecido sinovial) não apresentam preocupações éticas ou legais, podem ser expandidas in vitro e utilizadas em estratégias de ET. As PDLSC apresentam caraterísticas semelhantes às das MSC, tais como morfologia semelhante à dos fibroblastos, capacidade de diferenciação em várias linhagens e expressão de marcadores de superfície relacionados com as MSC. As PDLSCs estão presentes na PDL e servem como fonte de células progenitoras renováveis, que se diferenciam em osteoblastos, cementoblastos e fibroblastos, responsáveis pela formação do osso, do cemento e da PDL. Também foram isoladas células estaminais da polpa dentária e do folículo pericoronário. O folículo dentário é um tecido conjuntivo frouxo que envolve o esmalte e a polpa dentária do germe dentário em desenvolvimento antes da erupção do dente, pelo que as células estaminais do folículo dentário (DFSCs) também dão origem a progenitores de osteoblastos, cementoblastos e células PDL. As terapias actuais baseadas em células estaminais baseiam-se principalmente na entrega de células que foram expandidas in vitro para o local do defeito periodontal com o objetivo de promover a regeneração. Este fornecimento pode ser efectuado utilizando suspensões de células únicas injectadas no local do defeito, o que representa um procedimento simples e minimamente invasivo . As MSCs derivadas da medula óssea (BMMSCs) foram injectadas em modelos de defeitos periodontais em ratos e mostraram a capacidade de exercer efeitos anti-inflamatórios e imunomoduladores e de promover a regeneração periodontal, uma vez que as MSCs podem diferenciar-se na linhagem osteogénica. No entanto, a injeção de suspensões unicelulares tem inconvenientes, incluindo um enxerto deficiente, uma diminuição significativa do número de células após a implantação, a disseminação para os tecidos circundantes e a perda do controlo do destino das células. Uma vez que as PDLSCs demonstraram ser altamente proliferativas e capazes de regenerar tecidos semelhantes ao cemento/PDL in vivo, surgiu o interesse em relação ao seu potencial para utilização na regeneração de tecidos periodontais como uma terapia baseada em células estaminais para tratar defeitos periodontais. A sua capacidade regenerativa foi estudada em defeitos dentários, utilizando vários modelos animais (por exemplo, modelos de defeitos em ratos, porcos miniatura e cães beagle), e os resultados mostraram que as PDLSCs tinham o potencial de formar estruturas periodontais moles e duras e de promover a regeneração periodontal. Para além das suspensões de células individuais, outra abordagem possível baseada em células estaminais é a administração de monocamadas ou folhas de células empilhadas. As folhas de células permanecem intactas como um todo devido às junções celulares e à MEC. Esta técnica baseia-se na colheita de células de cultura confluentes sem qualquer enzima, o que é mais fácil de implementar do que as suspensões celulares e resulta numa perda celular minimizada e numa maior viabilidade celular. Curiosamente, um estudo comparou a injeção de células e o transplante de células estaminais da polpa dentária humana (DPSCs) em modelos de defeitos ósseos periodontais de suínos. Os resultados mostraram que ambas as abordagens foram capazes de regenerar significativamente o osso alveolar; no entanto, o transplante de lâminas de células apresentou uma maior capacidade de regeneração óssea. No entanto, as lâminas de células requerem um período de cultura mais longo, são frágeis se as células não forem suficientemente confluentes, fixam-se fracamente aos tecidos duros e as lâminas de células demasiado espessas apresentam células necróticas.

FONTES DE CÉLULAS ESTAMINAIS

Dental Tissues			Other Tissues
Periodontal Ligament [51]	Dental Pulp [53]	Gingiva [50]	Bone Marrow [49]
Exfoliated Deciduous Teeth [54]	Dental Follicle [55]		Adipose Tissue [56]

Fontes de MSCs As células estaminais estão na vanguarda das novas terapias devido à sua capacidade de auto-renovação e de diferenciação em várias linhagens celulares. As células estaminais são compostas principalmente por células estaminais embrionárias e células estaminais somáticas. As células estaminais somáticas incluem tanto as células estaminais hematopoiéticas (HSCs) como as MSCs. O Comité de Células Estaminais Mesenquimais e Tecidulares Sociedade Internacional de Terapia Celular propôs os critérios mínimos para definir as MSC humanas. As MSC são aderentes ao plástico quando mantidas em condições de cultura normais. As MSC expressam CD105, CD73 e CD90, e não expressam CD45,

CD34, CD14 ou CD11b, CD79a ou CD19 e moléculas de superfície HLA-DR. As MSC têm plasticidade osteogénica, adipogénica e condrogénica in vitro. Vários estudos demonstraram que as MSC têm um grande potencial na regeneração de tecidos ósseos e dentários. As células estaminais mais utilizadas são as BMSCs, as células estaminais periosteais (PSCs), as células estaminais mesenquimais derivadas do tecido adiposo (ASCs) e as células estaminais derivadas do tecido dentário (DSCs), que incluem as PDLSCs, células estaminais da polpa dentária (DPSCs), células estaminais fibroblásticas gengivais (GFSCs), células estaminais do folículo dentário (DFSCs), células estaminais de dentes decíduos esfoliados humanos (SHEDs) e células estaminais da papila apical (SCAP). Além disso, os tecidos colhidos durante o implante dentário são também uma fonte importante de DSCs. As MSC de diferentes fontes apresentam um potencial reparador de tecidos. As MSC têm suscitado um interesse significativo na engenharia de tecidos devido à sua capacidade imunomoduladora. As MSC expressam um baixo nível de moléculas MHC de classe II e não possuem moléculas co-estimuladoras, como CD80 e CD86, necessárias para a indução de células T efectoras, de modo a garantir a aplicação alogénica. A investigação relacionada com a aplicação de MSCs na regeneração de ossos e dentes é atualmente um tema quente no domínio da engenharia de tecidos. Para as terapias com células estaminais exógenas, foram desenvolvidas várias técnicas para conseguir a regeneração dos tecidos de suporte dos dentes periodontais. Dois artigos de revisão de Park CH et al. e Xu et al. resumiram bem os recentes avanços nas terapias baseadas em células estaminais exógenas para a regeneração dos tecidos periodontais. No entanto, a terapia com células estaminais exógenas requer um grande número de células e elevados conhecimentos técnicos, o que aumenta o custo do tratamento. Além disso, existem alguns factores de risco na utilização da terapia com células estaminais, como a reação imunitária, a transmissão de doenças, a sobrevivência das células estaminais, o risco de cancro, etc. É possível encontrar mais pormenores sobre os factores de risco associados ao tratamento com células estaminais num artigo de revisão de Herberts et al. No entanto, a eficácia da terapia com células estaminais nem sempre é atingida em função do microambiente. A eficácia das células estaminais exógenas transplantadas é comprometida pelo microambiente doente dadores e recetor. Por outro lado, a capacidade de auto-renovação e de diferenciação das células estaminais endógenas é reduzida no microambiente doente, o que leva a uma regeneração dos tecidos comprometida. Por conseguinte, a utilização de MC de células estaminais pode ser uma alternativa melhor do que a utilização direta de células estaminais para a regeneração periodontal, dando resultados semelhantes aos das células estaminais, mas eliminando os riscos associados à utilização direta de células estaminais.

2. Andaimes condutores

O processo de cicatrização de feridas ocorre num ambiente tridimensional, a matriz extracelular (ECM), que facilita a regulação molecular da atividade das células. Por conseguinte, é evidente que, nos procedimentos regenerativos, um suporte artificial de engenharia de tecidos é um pré-requisito essencial para facilitar a formação óssea, etc. (Chen e Jin, 2010). Uma matriz pode facilitar a penetração, a fixação, a proliferação, a diferenciação e o crescimento das células necessárias para a regeneração e inibir a infiltração de células indesejáveis no local de cicatrização. O andaime biomaterial, tal como os tecidos biológicos naturais, deve ser viscoelástico e ter uma porosidade "ideal" para o crescimento celular, uma área de superfície adequada (biodisponibilidade), uma resistência mecânica adequada e propriedades de degradação favoráveis (biodegradáveis) (Ahmed et al., 2008). Os suportes de biomateriais podem ser fabricados a partir de materiais naturais (ou seja, colagénio e fibrina) ou de materiais sintéticos (ou seja, polímeros e copolímeros de poliglicolida e polilactida). Estes materiais também podem ser concebidos com uma microestrutura que tenha a capacidade de libertar moléculas para induzir e acelerar a cascata de eventos de regeneração periodontal (Chen e Jin, 2010). No entanto, é necessária mais investigação para o desenvolvimento de um suporte condutor ideal para a regeneração periodontal, com base em técnicas de engenharia de tecidos.

AVANÇOS NOS ANDAIMES

Devido à estrutura hierárquica do periodonto, a regeneração periodontal bem sucedida continua a ser um desafio, uma vez que requer uma série de respostas coordenadas através de múltiplas interfaces de tecidos moles e duros. Um dos principais princípios da engenharia de tecidos é que os produtos biológicos, incluindo células, proteínas e genes, podem ser fornecidos através de um suporte degradável para promover a regeneração.

As construções de andaimes de engenharia de tecidos podem proporcionar um microambiente adequado para as células recrutadas, otimizar os efeitos benéficos dos tratamentos baseados em células e permitir a libertação controlada de sinais biológicos, tais como factores de crescimento. Assim, as estruturas de suporte são uma estratégia inerentemente sólida para regenerar as estruturas anatómicas complexas que constituem os tecidos periodontais.

Os biomateriais de origem natural apresentam frequentemente semelhanças com os componentes endógenos da MEC e são geralmente concebidos para influenciar e modular as interações celulares do hospedeiro de uma forma desejável. Consequentemente, os suportes de origem natural têm normalmente fortes caraterísticas biológicas e biocompatibilidade. Os suportes mais utilizados na engenharia de tecidos são os biomateriais de enchimento ósseo, como os substitutos minerais ósseos porosos (ou seja, xenoenxertos derivados de bovinos). Em comparação com os biomateriais de origem natural, no domínio da investigação biomédica, os polímeros sintéticos apresentam vantagens distintas. Os polímeros sintéticos são mais fáceis de personalizar em termos das suas caraterísticas micro e macroestruturais (ou seja, tamanho dos poros e taxa de degradação) e possuem também uma maior estabilidade material do que os biomateriais naturais, como o colagénio e a gelatina . Os polímeros sintéticos mais utilizados são a policaprolactona (PCL) e o ácido poliláctico-co-glicólico (PLGA), ambos biomateriais aprovados pela FDA para dispositivos de administração de medicamentos, suturas e barreiras de adesão.

Embora os suportes, os factores de crescimento, a terapia celular e a terapia sem células representem estratégias regenerativas diferentes, estas tecnologias são frequentemente utilizadas em combinação umas com as outras na investigação pré-clínica e clínica, bem como na prática, a fim de aproveitar as vantagens únicas de cada estratégia.

Andaimes multifásicos

Os andaimes multifásicos são definidos com base em variações nas caraterísticas arquitectónicas (como a porosidade e a organização dos poros) e na composição química ao longo de uma construção. São frequentemente concebidos para se assemelharem à organização estrutural, bem como à composição celular e bioquímica dos tecidos nativos. A conceção e o fabrico de estruturas multifásicas com o objetivo de restaurar as funções biomiméticas dos tecidos duros e moles de engenharia de tecidos foi reconhecida como uma estratégia promissora na engenharia de tecidos ortopédicos e surgiu recentemente no campo da engenharia de tecidos periodontais nos últimos 10 anos.

Considerando a estrutura complexa do periodonto e as interações entre múltiplos tecidos moles e duros, Ivanovski et al. resumiram as principais considerações na conceção de estruturas multifásicas para a engenharia de tecidos periodontais:

(1)compartimentação da formação de tecido ósseo e de inserção periodontal que se integra ao longo do tempo

(2)promoção da formação de cemento na superfície da raiz

(3)formação de fibras do ligamento periodontal adequadamente orientadas que se inserem no osso e no cemento recém-formados.

Com base nestes princípios, Vaquette et al. relataram uma construção bifásica de engenharia de tecidos para regeneração periodontal, utilizando uma técnica de electrospinning em solução para fabricar um compartimento PDL poroso e uma técnica de modelação por deposição fundida para fabricar um compartimento ósseo rígido. Este estudo demonstrou uma comunicação cruzada substancial entre os compartimentos ósseo e periodontal, e o osso recém-formado integrado com tecido semelhante ao PDL. No entanto, esta construção feita apenas de PCL não forneceu quaisquer pistas bioquímicas específicas. Para além disso, não existiam pistas biomecânicas adequadas devido à rigidez e porosidade incomparáveis do compartimento ósseo em relação ao osso natural. Sowmya et al. relataram a utilização de scaffolds de nanocompósitos trifásicos combinados com três factores de crescimento específicos (CEMP-1 para camada de cemento, FGF-2 para a camada de PDL e PDGF para a camada de osso). Os resultados confirmaram a formação de novo cemento, PDL fibroso e osso alveolar com trabéculas ósseas bem definidas num defeito periodontal maxilar de coelho. No entanto, uma das principais limitações foi o facto de a espessura e a forma das construções não serem modificáveis, impedindo uma correspondência precisa entre as dimensões do defeito (em termos de espaço PDL, espessura do cemento e tamanho do defeito ósseo) e os compartimentos do andaime.

Embora as estratégias de scaffold multifásico pareçam ser bem adequadas para a engenharia de tecidos periodontais em termos da sua capacidade de estimular respostas coordenadas em tecidos moles e duros, tem havido uma escassez de trabalho sobre este tópico. A conceção de um andaime multifásico com uma forte coesão entre as diferentes fases, caraterísticas de manuseamento cirúrgico suficientes e a capacidade de personalizar a morfologia do andaime para se adaptar a defeitos clínicos de forma e tamanho variáveis são aspectos fundamentais a considerar para facilitar a futura tradução clínica.

Quadro 1 Resumo dos avanços actuais em andaimes multifásicos

Component	Fabrication technique	Experimental model	Outcomes	Literature support
PCL	Solution electrospinning and fused deposition modeling	Athymic rats: ectopic model (subcutaneous implantation of scaffold-dentin slide complex)	Higher rate of cementum-like tissue deposition at the dentin-cell sheet interface was observed. However, there was poor integration of new PDL-like tissue with the bone compartment	Vaquette *et al.*[111]
Chitin-PLGA + bioactive glass	Freeze lyophilization	Rabbits: maxillary periodontal defects	Formation of new cementum, fibrous PDL and alveolar bone were observed with well-defined bony trabeculae after 3 months. However, the thickness and shape of the scaffold could not be customized.	Sowmya *et al.*[112]
PCL	Melt electrospinning and solution electrospinning	Sheep: periodontal dehiscence defects	Excellent tissue integration between the bone and PDL compartments as well as the root surface was observed. Constructs combined with PDLSCs showed greater bone fill at week 10 compared with BMSCs and gingival cells.	Vaquette *et al.*[113]

PCL: policaprolactona; PDL: ligamento periodontal; PLGA: poli (ácido lático-co-glicólico); BMSCs: células estaminais mesenquimais da medula óssea; PDLSC: células estaminais do ligamento periodontal

Impressão 3D

Nas últimas duas décadas, foram envidados muitos esforços no sentido de criar construções porosas, desde os métodos tradicionais de congelação e formação de espuma de gás até à grande variedade emergente de tecnologias de impressão 3D que podem ser utilizadas para criar porosidade ordenada e formas definidas pelo utilizador. Várias técnicas de impressão 3D, como a impressão 3D em cera e a modelação por deposição fundida, foram investigadas para facilitar a morfogénese do complexo de tecido periodontal.

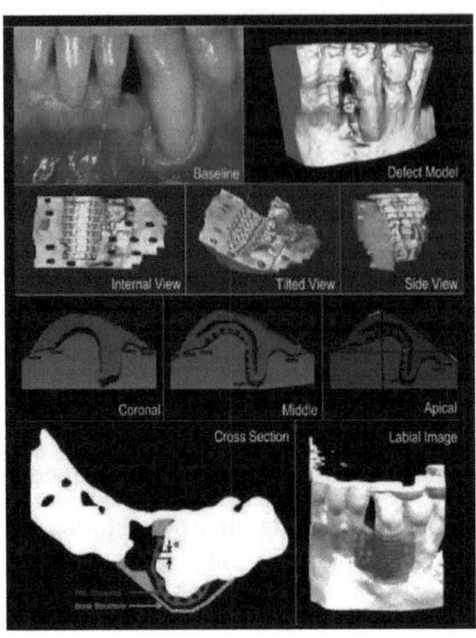

FIG.4 Um andaime personalizado foi impresso em 3D utilizando policaprolactona de grau médico para se ajustar ao defeito periósseo, utilizando um modelo prototipado do defeito a partir da tomografia computorizada de feixe cónico do doente. A região interna do andaime consistia em cavilhas estendidas para o suporte e orientação da formação do ligamento periodontal, perfurações para fixação e um compartimento interno para a administração do fator de crescimento derivado de plaquetas humano recombinante BB, como se mostra na vista em corte transversal. Foram utilizadas tomografias microcomputadas da estrutura de policaprolactona ajustada ao modelo de defeito prototipado (ver vistas coronal, média e apical) para determinar a adaptação topográfica da estrutura à superfície da raiz. PDL, ligamento periodontal.

Yeo et al. avaliaram a formação de osso novo de uma estrutura de PCL-TCP em comparação com enxerto autógeno em bloco para a reconstrução de grandes defeitos dentoalveolares num modelo de mandíbula de porco em 2011. Embora o exame histológico tenha revelado que a matriz óssea recém-formada estava em contacto direto com a estrutura, a fração do volume ósseo indicou que as estruturas de PCL-TCP eram aproximadamente 51% mais eficazes do que os enxertos autógenos. Em 2012, Park et al. utilizaram a impressão em cera 3D para fabricar um scaffold bifásico feito de ácido poliglicólico para o compartimento PDL e PCL para compartimento ósseo. Este modelo de regeneração periodontal ectópica demonstrou algum nível de regeneração com orientação funcional de fibras periodontais recém-formadas. Em 2014, Lee et al. imprimiram scaffolds sem costura com microestruturas específicas da região, consistindo em três fases. Foi demonstrado que os scaffolds multifásicos produziram fibras de colagénio alinhadas do tipo PDL que se inseriram em tecido semelhante ao osso, bem como em tecidos positivos para a proteína da matriz do cemento . Estes métodos convencionais de impressão 3D utilizam diâmetros de fibra entre 100-200μm e são, por isso, incapazes de fabricar arquitecturas de alta resolução até ao tamanho de células individuais (10-20μm). Os estudos futuros devem centrar-se na melhoria da resolução dos métodos de impressão 3D, a fim de desenvolver suportes biomiméticos capazes de reproduzir e dirigir as interações desejáveis entre as células e a MEC.Embora muitos estudos anteriores tenham utilizado estruturas padronizadas impressas em 3D para investigação pré-clínica ou clínica, foram feitos muitos esforços no sentido do fabrico e implementação de estruturas personalizadas específicas para cada doente. Rasperini et al. publicaram um estudo de referência que descreve o primeiro caso humano relatado envolvendo o tratamento de um grande defeito ósseo periodontal com uma estrutura bioreabsorvível impressa em 3D específica para o paciente. O local tratado permaneceu intacto durante 12 meses após a terapia, mas ficou exposto aos 13 meses, principalmente devido à taxa de degradação lenta e à baixa porosidade da construção. Em 2020, Bartnikowski et al. desenvolveram um fluxo de trabalho exato e reprodutível para o fabrico de estruturas personalizadas altamente porosas impressas em 3D para regeneração óssea alveolar de grande volume. Um maior grau de porosidade tem sido associado a um melhor crescimento celular, infiltração nutricional, integração de tecidos e pode também limitar potencialmente a exposição da construção.Em conclusão, é importante que futuros estudos de impressão 3D tenham em conta os requisitos únicos para a regeneração do complexo periodontal, especialmente a necessidade de construções de alta resolução com porosidade optimizada e formas personalizáveis.

Quadro 2 Resumo dos actuais avanços nos suportes impressos em 3D

Component	Fabrication technique	Experimental model	Outcomes	Literature support
PCL + polyglycolic acid	3D wax printing	Immunodeficient rats: surgically created periodontal defects	More physiologic PDL-like fiber organization was demonstrated for fiber guiding scaffolds compared to random scaffold architectures	Park *et al.*[16]
PCL + hydroxyapatite	Layer-by-layer deposition	Immunodeficient mice: ectopic model (subcutaneous implantation)	The delivery of biologic cues combined with the seeding of DPSCs led to the formation of bone, PDL and cementum/dentin-like tissues in the various compartments, and inserting PDL fibers with a perpendicular orientation were observed	Lee *et al.*[17]
PCL	Fused deposition modeling	Human study: Pilot randomized controlled clinical trial	Insertion of PCL scaffolds in fresh extraction sockets resulted in normal bone healing and less vertical ridge resorption after 6 months compared to spontaneous healing	Goh *et al.*[18]
PCL	Selective laser sintering	Human study: aggressive periodontitis	The construct remained intact for 12 months following therapy, but became exposed after 13 months	Rasperini *et al.*[19]
PCL	Layer-by-layer deposition	Human study: posterior mandibular defects	A straightforward and reproducible workflow for fabrication of highly porous (84% porosity) custom 3D-printed scaffolds for large volume alveolar bone regeneration was reported	Bartnikowski *et al.*[20]

PCL: policaprolactona; PDL: ligamento periodontal; DPSCs: células estaminais da polpa dentária Géis e hidrogéis

Em comparação com os suportes 3D, uma das principais vantagens dos materiais injectáveis, como os géis e hidrogéis, é a sua facilidade de adaptação a defeitos ósseos de forma irregular através de técnicas cirúrgicas minimamente invasivas. Os géis/hidrogéis in situ não só representam um novo conceito de administração de fármacos a doentes sob a forma líquida, como também permitem a libertação sustentada de moléculas bioactivas/drogas durante um período de tempo desejado. Foram desenvolvidos diferentes sistemas de administração baseados em polímeros, capazes de facilitar a libertação sustentada de fármacos com inúmeras opções de administração personalizada. Nos últimos anos, tem-se verificado um interesse crescente em polímeros solúveis em água capazes de formar géis após aplicação em regiões específicas de administração no corpo humano. Estes chamados polímeros gelificantes in situ são muito vantajosos em comparação com outros polímeros, uma vez que podem ser facilmente aplicados na forma líquida, o que facilita a adaptação a defeitos com morfologias complexas.

Um estudo realizado por Wang et al. desenvolveu um novo hidrogel termo-reversível carregado com doxiciclina ou lipoxina A4. Esta construção termo-reversível foi concebida para ser injectada num defeito periodontal num estado líquido ligeiramente arrefecido, formando subsequentemente um gel após a absorção do calor corporal. Os hidrogéis termorreversíveis podem ser carregados com uma vasta gama de fármacos antimicrobianos ou anti-inflamatórios para aplicações periodontais personalizadas. Para além das plataformas de administração de medicamentos bem aceites criadas por géis e hidrogéis, um novo conceito de utilização de géis/hidrogéis como bioinks para bioimpressão 3D na engenharia de tecidos periodontais foi testado por Thattaruparambil Raveendran et al. em 2019. Eles usaram um hidrogel de gelatina metacriloil (GelMA) e investigaram sistematicamente influência de diferentes parâmetros de impressão, como concentração de fotoiniciador, exposição UV, pressão e diâmetro da agulha de distribuição na viabilidade das células PDL contidas no andaime bioimpresso em 3D. Este sistema de bioimpressão optimizado é considerado um avanço importante para o fabrico reprodutível de construções carregadas de células para aplicações na regeneração periodontal e óssea.

Quadro 3 Resumo dos avanços actuais em géis e hidrogéis

Component	Fabrication Technique	Experimental Model	Outcomes	Literature support
Calcium phosphate cement + propylene glycol alginate		Nonhuman primates: Three-wall intrabony defects	The experimental group showed significantly less epithelial downgrowth and enhanced cementum + PDL regeneration compared to the control	Wang *et al.*[122]
GelMa + PDLSC	3D Bioprinting	*in vitro*	3D bioprinting conditions for attaining high resolution, dimensional stability and cell viability of periodontal ligament cells were optimized	Thattaruparambil Raveendran *et al.*[123]
Polyisocyano-peptide + PLGA	Electrospraying	Rat: ectopic model (subcutaneous implantation)	This gel system exhibited tunable drug release, optimal injectability, long-term structural stability and no obvious *in vivo* inflammatory response	Wang *et al.*[124]

PDL: ligamento periodontal; PLGA: poli(ácido lático-co-glicólico); PDLSC: células estaminais do ligamento periodontal; GelMa: metacriloil de gelatina Estratégias de hidrogéis na regeneração dos tecidos periodontais

Os hidrogéis proporcionam um espaço de sobrevivência para as células trocarem nutrientes e gases, regulando a morfologia e a função das células. Embora os hidrogéis tenham muitas vantagens, devido às suas fracas propriedades mecânicas, são frequentemente necessários ajustes aos componentes do hidrogel, à estrutura da rede, ao processo de gelificação e à reticulação para obter hidrogéis com uma resistência mecânica adequada para melhorar a regeneração dos tecidos. Existem dois métodos principais de preparação de hidrogéis: a reticulação química e a reticulação física. A reticulação física refere-se a ligações através de interações iónicas, interações electrostáticas, interações hidrofóbicas, cristalização e ligações de hidrogénio, enquanto as reacções de reticulação química incluem a reação de adição de Michael, a reação de base de Schiff, a reação de cicloadição de Diels-Alder e a polimerização de radicais livres. O efeito dos biomateriais na regeneração dos tecidos é principalmente imposto pela interação das células com a superfície do biomaterial. As integrinas são receptores heterodiméricos nas membranas celulares que estão envolvidos na regulação de comportamentos biológicos, tais como a morfologia, migração, proliferação e diferenciação das células, através da ligação a proteínas de adesão na superfície dos biomateriais. A composição química, as propriedades mecânicas, a hidrofilicidade e a morfologia dos biomateriais são factores-chave que regulam o controlo dos comportamentos celulares pelos materiais correspondentes. Consequentemente, a conceção e o processamento do material através da seleção da composição adequada são cruciais para promover a regeneração dos tecidos periodontais. Por outro lado, os hidrogéis tridimensionais convencionais mantêm uma forma fixa sem se adaptarem ativamente às alterações que ocorrem no tecido em cicatrização. Isto leva ao desenvolvimento de hidrogéis tetradimensionais cuja geometria se altera com o tempo ou com estímulos externos. Posteriormente, iremos rever as principais estratégias actuais para a construção de hidrogéis na engenharia de tecidos periodontais.

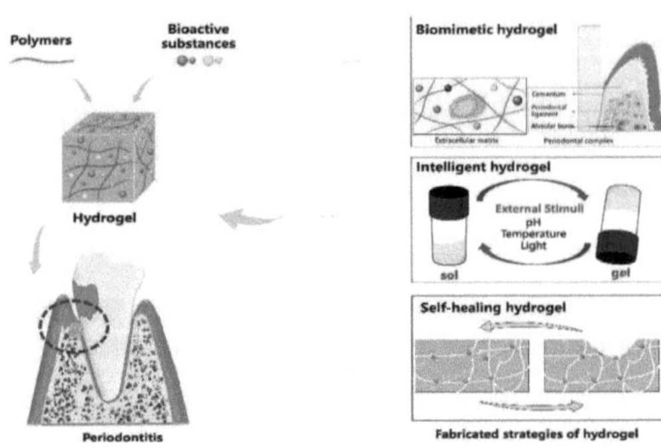

FIG.5 Tipos de hidrogel

1. Hidrogel biomimético

Os materiais biomiméticos são materiais biológicos que imitam a composição ou a estrutura dos tecidos naturais. A matriz extracelular (MEC) é uma malha 3D constituída por substâncias macromoleculares (por exemplo, polissacáridos e proteínas) segregadas pelas células. No ambiente fisiológico, as células existem num microambiente complexo caracterizado por interações intercelulares e por uma MEC heterogénea. As pistas da MEC podem regular as funções celulares, como a proliferação, a apoptose, a migração e a diferenciação, e afetar a biossíntese. Os investigadores descobriram que as células cultivadas em superfícies 2D são planas e têm uma polaridade apical-basal forçada, o que não é natural para a maioria das células mesenquimais. No entanto, quando incorporadas num ECM 3D, as células podem recuperar a sua forma e função fisiológicas. Além disso, as células mesenquimais tendem a aderir, proliferar e diferenciar-se em fenótipos específicos quando expostas a uma matriz de elasticidade semelhante à do tecido. Com os avanços na engenharia de tecidos periodontais e na materiobiologia, os cientistas aperceberam-se gradualmente de que o material não fornece apenas um suporte para as células e os factores de crescimento se fixarem in vivo, mas que as propriedades físico-químicas do material podem afetar a resposta do hospedeiro e, consequentemente, a regeneração dos tecidos. Imitar a composição e a estrutura da MEC e proporcionar uma estimulação biológica adequada às células são as vantagens mais atractivas dos hidrogéis biomiméticos e mostram uma vantagem favorável na regeneração periodontal. À luz destes resultados, a utilização de pistas da MEC para controlar a atividade das células in vitro/in vivo e, em última análise, conceber biomateriais tem um excelente potencial para melhorar a regeneração dos tecidos periodontais. Por outro lado, o tecido periodontal tem uma composição e uma estrutura sofisticadas, em que o periodonto, o osso alveolar e o cemento formam uma integração funcional e estrutural de várias camadas, conhecida como complexo periodontal. Quando a periodontite progride, a integridade estrutural e funcional do complexo periodontal é afetada. De acordo com as caraterísticas de cada camada hierárquica do complexo periodontal (cemento - periodonto - osso alveolar), os investigadores conceberam estruturas hierárquicas de hidrogel que simulam a estrutura em "sanduíche" do complexo periodontal e combinaram hidrogéis com fármacos específicos/factores bioactivos para orientar a diferenciação direcional das PDLSCs, conduzindo ao efeito ideal da regeneração dos tecidos periodontais, especialmente na remodelação do ligamento periodontal (PDL). Sowmya, S. et al. desenvolveram uma estrutura porosa de hidrogel nanocompósito em três camadas, semelhante à estrutura do complexo cemento-periodonto-osso alveolar. O hidrogel hierárquico envolveu moléculas bioactivas em diferentes camadas do suporte para induzir a regeneração dos tecidos, e a libertação sustentada de factores de crescimento durou até 14 dias. A camada de cemento era composta por quitina-poli (ácido lático-co-glicólico) (PLGA), cerâmica de vidro nanobioactivo (nBGC) e proteína de cemento 1; a camada de PDL era composta por quitina, PLGA e fator de crescimento de fibroblastos 2; e a camada de osso alveolar era composta por quitina, PLGA, nBGC e factores de crescimento derivados do plasma rico em plaquetas. As experiências in vivo e ex vivo também mostraram uma cicatrização completa do defeito, formação favorável de novo cemento, PDL fibroso e osso alveolar com trabéculas ósseas bem definidas, demonstrando assim um grande potencial para a regeneração do complexo periodontal.

2. Hidrogéis inteligentes

Os hidrogéis inteligentes, também designados por hidrogéis sensíveis a estímulos, podem reagir a ligeiras alterações de estímulos externos específicos. Dependendo do estímulo específico percepcionado, os hidrogéis inteligentes podem ainda ser divididos em hidrogéis termossensíveis, hidrogéis sensíveis ao pH, hidrogéis fotossensíveis e outros hidrogéis sensíveis a estímulos. Os hidrogéis termossensíveis são um dos hidrogéis que têm recebido maior atenção e podem reagir de acordo com as alterações da temperatura externa, desempenhando papéis cruciais na administração de medicamentos, encapsulamento de células e engenharia de tecidos. O hidrogel existe num estado líquido à temperatura ambiente ou inferior, transformando o estado in situ em gelificação quando a temperatura é superior à temperatura crítica de dissolução, como a temperatura normal do corpo (37 ◦C). Xu, X et al.

prepararam um CS injetável e termossensível, β-glicerofosfato de sódio (β-GP) e hidrogel de gelatina para obter a libertação contínua de aspirina e eritropoietina (EPO) para exercer efeitos anti-inflamatórios e de regeneração de tecidos, respetivamente. No seu estudo, os hidrogéis CS/β-GP/gelatina carregados com aspirina/EPO mostraram eficácia na anti-inflamação e regeneração do periodonto, remodelando a altura do osso alveolar e proporcionando uma óptima alternativa aos tratamentos da periodontite. Quanto aos hidrogéis sensíveis ao pH, normalmente possuem grupos ionizáveis, como grupos de ácido carboxílico e aminas primárias básicas. Os grupos ácido-base são sujeitos a graus variáveis de ionização, resultando em sensibilidade ao pH e à administração de fármacos e, assegurando o benefício do controlo natural processos inflamatórios quando o pH é diminuído. Bako, J et al. desenvolveram um hidrogel nanocompósito como um sistema de administração de fármacos sensível ao pH para libertar MTA e clorexidina. Enquanto o MTA foi libertado do hidrogel no espaço de 12 horas, a clorexidina apresentou um tempo de eluição muito mais longo, com uma forte dependência do pH, que durou mais de 7 dias, como demonstrado pelo efeito bactericida, e que poderia reduzir os efeitos secundários sistémicos. Os hidrogéis fotossensíveis induzem alterações de solvatação-gelificação por exposição a luz fotográfica de longo alcance. Um tipo importante de material fotossensível, à base de gelatina, é o GelMA, que é adequado para encapsular PDLCs e tem uma excelente biocompatibilidade e propriedades físicas ajustáveis. Por irradiação ultravioleta (UV), as soluções formam hidrogéis irreversivelmente covalentemente reticulados na presença de fotoiniciadores. No entanto, a foto-reticulação pode ter desvantagens devido à penetração limitada da luz UV e aos iniciadores tóxicos. A exposição aos raios UV pode causar danos nas células/tecidos, envelhecimento acelerado dos tecidos e até carcinogénese, e os osteoblastos humanos são menos resistentes à irradiação UV. Tendo em conta estes efeitos nocivos, a reticulação com luz visível tornou-se um método popular para a reticulação de hidrogéis nos últimos anos. Goto, R. et al. avaliaram a viabilidade in vitro de um hidrogel à base de riboflavina (RF) e gelatina com reticulação por luz visível (VW) na regeneração óssea. O hidrogel GelMA-RF exibiu uma rigidez adequada para a diferenciação de osteoblastos e apresentou uma viabilidade celular e uma expressão genética relacionadas com a diferenciação de osteoblastos significativamente mais elevadas do que os hidrogéis fotopolimerizados com luz UV, o que significa que os hidrogéis reticulados com luz visível também podem ser utilizados como suporte na regeneração do tecido ósseo. Para além dos hidrogéis típicos sensíveis ao ambiente acima referidos, os investigadores construíram também outros hidrogéis sensíveis a estímulos ou hidrogéis multi-sensíveis para combinar as vantagens de vários hidrogéis sensíveis a um único estímulo em simultâneo. A terapia fotodinâmica antimicrobiana (PDT) é atualmente utilizada como um novo tratamento para a periodontite que gera espécies reactivas de oxigénio (ROS) para um efeito bactericida. Leung, B. et al.

demonstraram que a utilização de hidrogéis termossensíveis contendo azul de metileno como terapia fotodinâmica antimicrobiana tópica era uma alternativa promissora para o tratamento de feridas infecciosas. Vários estudos identificaram a Porphyromonas gingivalis como o agente patogénico mais crítico no desenvolvimento da periodontite, sendo a gingipaína um fator de virulência fundamental. Liu, S. et al. conceberam um hidrogel termossensível sensível à gingipaína com libertação sustentável de SDF-1, que controlou eficazmente a inflamação causada por P.gingivalis e melhorou a regeneração óssea periodontal in situ in vivo. Assim, os hidrogéis multi-sensíveis combinam as vantagens de vários hidrogéis sensíveis à estimulação em simultâneo e apresentam aplicações potenciais significativas na engenharia de tecidos periodontais.

3. Hidrogéis auto-reparadores

Os hidrogéis auto-regenerativos referem-se a um grupo de hidrogéis com a capacidade de reparar espontaneamente a sua estrutura e função após danos, inspirados no mecanismo de auto-regeneração da biologia. Os mecanismos de gelificação dos hidrogéis auto-regenerativos incluem ligações covalentes dinâmicas, ligações supramoleculares e ligações cruzadas multi-mecanismos. Os hidrogéis auto-regenerativos têm sido amplamente utilizados na cicatrização de feridas e na engenharia de tecidos devido às suas boas propriedades auto-regenerativas. Lin, T. K et al. sintetizaram hidrogéis auto-cicatrizantes utilizando ligações de base de Schiff (também conhecidas como imina) entre poliuretano difuncional (DFPU) e CS. Dependendo das propriedades das bases de Schiff, estes hidrogéis são sensíveis a pH baixo e a moléculas que contêm aminas e têm taxas de degradação mais elevadas em microambientes ácidos e porosidades internas, que facilitam a libertação de fármacos ou substâncias. Guo, H et al. relataram um hidrogel à base de polissacarídeos de rede dinâmica dupla com gelificação rápida, injectabilidade e excelentes propriedades de auto-cura como uma nova terapia para a periodontite. Este hidrogel foi sintetizado através da formação de uma base de Schiff dinâmica entre o -CHO no HA modificado com aldeído e o $-NH_2$ no glicol CS e uma ligação de coordenação dinâmica entre o COO^- no HA modificado com aldeído e o Fe^{3+}, que pode transformar o gel solúvel sem estímulos externos. O ensaio CCK-8 mostrou que este hidrogel auto-regenerativo não tem citotoxicidade. Investigaram ainda a capacidade deste hidrogel carregado com ginsenoside Rg1 e amelogenina para promover a regeneração periodontal na periodontite in vivo. Micro-CT, coloração H&E, e análises de coloração imunohistoquímica de IL-1, TNF-α, e TGF-β e TRAP indicaram que o hidrogel composto poderia promover a regeneração do osso alveolar na periodontite. Estes hidrogéis auto-regenerativos injectáveis parecem ter uma capacidade desejável de administração de fármacos e podem recuperar a destruição de tecidos duros na periodontite.

3. Moléculas de sinalização

Os factores de crescimento e as moléculas de sinalização utilizadas no PTEBR são proteínas com capacidade para promover a quimiotaxia, a proliferação, a diferenciação, a síntese da matriz extracelular e a angiogénese. As funções biológicas mediadores moleculares variam muito, mas a sua seleção como candidatos à terapia regenerativa baseia-se nos seus papéis importantes no desenvolvimento dos tecidos periodontais e na cicatrização de feridas. Os resultados promissores dos ensaios pré-clínicos e clínicos levaram à introdução subsequente de vários factores de crescimento no mercado comercial para efeitos de regeneração dos tecidos moles e duros periodontais e peri-implantares. A presente secção centra-se principalmente nos factores de crescimento que são habitualmente estudados na literatura e que também foram aprovados para tratamento clínico. Esta secção visa fornecer ao leitor uma visão geral dos mecanismos de ação, indicações, bem como provas pré-clínicas e clínicas que apoiam a implementação de factores de crescimento e moléculas de sinalização em abordagens de tratamento baseadas na engenharia de tecidos periodontais e peri-implantares.

Quadro 4 Resumo dos agentes biológicos comuns e disponíveis no mercado

	EMD	PDGF-BB	FGF-2	BMP-2 and -7
Endogenous sources	Hertwig's epithelial root sheath	BB isoform: osteoblasts, macrophages & endothelial cells. Only AB isoform is derived from platelets and found in blood.	Macrophages & endothelial cells	Osteoblasts & bone matrix
Composition	> 90% amgelogenin, Small % ameloblastin, fetuin A & α-1-antichymotrypsin	Protein	Protein	Protein
Mechanism of action	Exact MOA unknown. Believed to play a role in cementogenesis.	↑ chemotaxis of PMNs & monocytes. ↑ endothelial cell chemotaxis, proliferation & differentiation. ↑ fibroblast proliferation & ECM synthesis	↑ fibroblast proliferation & ECM synthesis ↑ endothelial cell chemotaxis, proliferation & differentiation ↑ mesenchymal progenitor cell migration	BMP-2: ↑ mesenchymal osteoprogenitor cell migration BMP-7: ↑ osteoblast and chondroblast differentiation
FDA approval (Labelled usage)	Yes (intrabony, class 2 furcation defects & gingival recession coverage)	Yes (intrabony defects, furcations, gingival recession)	No	BMP-2: Yes (sinus augmentation, socket preservation) BMP-7: No for dental usage; approved for spinal fusion & long bone non-union treatment
Preclinical and clinical evidence for other usages	Clinical evidence for treatment of peri-implantitis-associated defects[illegible]	Clinical evidence for GBR[illegible] and peri-implantitis-associated defects[illegible]	Clinical evidence for intrabony defects[illegible]; pre-clinical evidence for peri-implant defects[illegible]	Clinical evidence for GBR and pre-clinical evidence for peri-implantitis-associated defects[illegible]
Commercial products	Emdogain (Straumann)	GEM 21S (Lynch Biologics)	None yet	BMP-2: Infuse Bone Graft (Medtronic) BMP-7: Osigraft (Stryker Biotech)

↑: aumentado; EMD: derivado de matriz de esmalte; rhPDGF-BB: fator de crescimento derivado de plaquetas humano recombinante-BB; FGF: fator de crescimento de fibroblastos; BMP: proteína morfogenética óssea; PMN: leucócito polimorfonuclear; ECM: matriz extracelular; FDA: Food and Drug Administration; ROG: regeneração óssea guiada

A expressão coordenada e cuidadosamente controlada de uma série de factores de crescimento orienta o compromisso osteoblástico das MSC, a proliferação e a amplificação clonal das células progenitoras e, em última análise, a produção e libertação de ECM relacionada com o osso. Além disso, a atividade de vários destes factores de crescimento é ainda regulada pela produção de moléculas inibidoras antagónicas que podem bloquear as suas actividades (Hughes et al., 2006). Tendo em conta a importância destes factores durante a formação óssea, há uma investigação contínua sobre o seu potencial terapêutico para estimular a regeneração dos tecidos, tal como se refere brevemente a seguir:

3.1 Derivado da matriz do esmalte

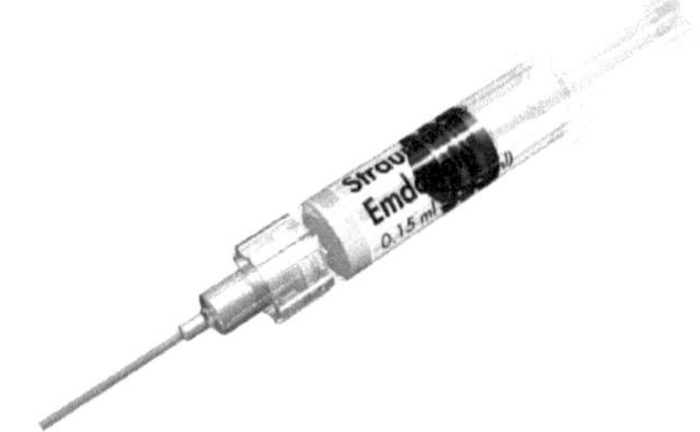

FIG.6 Straumann® Emdogain® - 5 x 0,15 ml (30 mg/ml)

O derivado da matriz do esmalte (EMD) é composto por uma combinação de péptidos colhidos do esmalte imaturo de botões dentários porcinos em desenvolvimento e foi o primeiro produto biológico aprovado pela Food and Drug Administration (FDA) para a regeneração periodontal. O derivado da matriz do esmalte contém uma mistura de proteínas da matriz do esmalte numa solução aquosa de alginato de propilenoglicol (PGA), permitindo a aplicação através de uma seringa devido às suas propriedades de diluição por cisalhamento. Durante o desenvolvimento do dente, as proteínas da matriz do esmalte segregadas pela bainha epitelial radicular de Hertwig (HERS) desempenham um papel importante na odontogénese. Hammarström et al. demonstraram que a amelogenina é a principal proteína da matriz do esmalte expressa nos dentes humanos durante a formação da raiz e que, em resposta à exposição ao EMD, a formação de tecido duro pode ser estimulada, resultando em tecidos histologicamente semelhantes ao cemento acelular extrínseco. Estes resultados foram dos primeiros a mostrar a importância potencial das proteínas EMD durante a cementogénese. Embora os primeiros estudos in vivo tenham demonstrado resultados promissores, em estudos pré-clínicos e humanos posteriores, a EMD induziu de forma inconsistente a formação de cemento acelular, levando a algumas questões sobre o mecanismo de ação preciso. Uma revisão das investigações in vitro do EMD realizada por Grandin et al. indicou que, para além do aumento da expressão genética da PDL e dos osteoblastos, da síntese proteica, da mitogénese e da diferenciação, o EMD também poderia estar envolvido na angiogénese e na inibição da proliferação epitelial. Além disso, verificou-se que a capacidade regenerativa do EMD não era completamente igualada pela amelogenina completa, pela amelogenina mais curta ou pelos péptidos de ameloblastina. Estas descobertas apontam para um efeito sinérgico entre a amelogenina e os péptidos não amelogenina encontrados no EMD num rácio aproximado de 9:1. São necessários mais estudos para delinear os efeitos biológicos do EMD nas células mesenquimatosas osteoblásticas e cementoblásticas, a fim de desenvolver uma compreensão mais precisa do mecanismo de ação.

Numa revisão sistemática, Nibali et al. compararam os resultados clínicos e radiográficos após a cirurgia regenerativa e o desbridamento com retalho aberto (OFD) para o tratamento de defeitos periodontais intra-ósseos profundos ($\geq$ 3 mm). Tanto a GTR como a EMD foram superiores à OFD isolada em termos de ganho de nível de inserção clínica. Embora a utilização de EMD tenha sido associada a um maior preenchimento ósseo radiográfico em comparação com o OFD isolado, não foram encontradas diferenças estatisticamente significativas nos resultados clínicos e radiográficos entre EMD vs. GTR ou EMD vs. preenchimento ósseo isolado. Os autores concluíram que a EMD e a GTR com membranas absorvíveis são o padrão de ouro para o tratamento de defeitos periodontais intra-ósseos profundos. Adicionalmente, uma revisão recente efectuada por Tavelli et al. sobre abordagens regenerativas baseadas em produtos biológicos para a engenharia de tecidos moles periodontais concluiu que a evidência consistente de alta qualidade apoia a utilização adjuvante de EMD para procedimentos de recobrimento radicular. Os estudos clínicos em humanos demonstraram resultados promissores para a utilização adjuvante de EMD durante o tratamento cirúrgico da peri-implantite, constatando um aumento dos níveis ósseos após 12 meses e uma diminuição da prevalência de micróbios gram-negativos. Apesar destes resultados positivos, o número de estudos que investigam a utilização do EMD para estimular a formação de novo osso é limitado.

De um modo geral, o EMD demonstrou resultados regenerativos semelhantes em relação à utilização de membranas e biomateriais de preenchimento ósseo, e é mais simples de utilizar, resultando em menos complicações pós-operatórias. São necessários mais estudos para investigar a utilização de EMD no tratamento de defeitos peri-implantares, aumento do fundo do seio e aumento do rebordo alveolar. Os EMD foram desenvolvidos para induzir a regeneração, imitando o processo que ocorre durante o desenvolvimento da raiz e dos tecidos periodontais. Especificamente, imitam o ponto crítico no desenvolvimento do dente, quando as células internas da bainha epitelial da raiz de Hertwig segregam proteínas da matriz do esmalte que são subsequentemente depositadas na superfície da raiz, iniciando uma cascata de acções que acabariam por conduzir à criação de cemento, PDL e formação óssea. No entanto, os mecanismos subjacentes ao papel exato do EMD a nível celular e molecular não são bem compreendidos, apesar de estarem disponíveis comercialmente produtos que contêm EMD (Emdogain, Straumann, Basileia, Suíça) com aproximadamente quinze anos de dados clínicos e histológicos de apoio.

O EMD (Emdogain-Straumann, Basileia, Suíça) é o agente bioativo disponível no mercado mais amplamente estudado e utilizado para promover a regeneração periodontal. É derivado das bolsas dentárias de dentes de suínos não irrompidos e é composto por amelogeninas e componentes enzimáticos (26). A lógica biológica para a utilização de EMD é recapitular os mecanismos de desenvolvimento através dos quais se propõe as proteínas da matriz do esmalte desempenhem um papel crítico na estimulação da cementogénese (27). Com base nesta lógica, foram efectuados estudos preliminares em modelos animais e humanos, tendo sido demonstrada evidência histológica de regeneração (28,29,30).

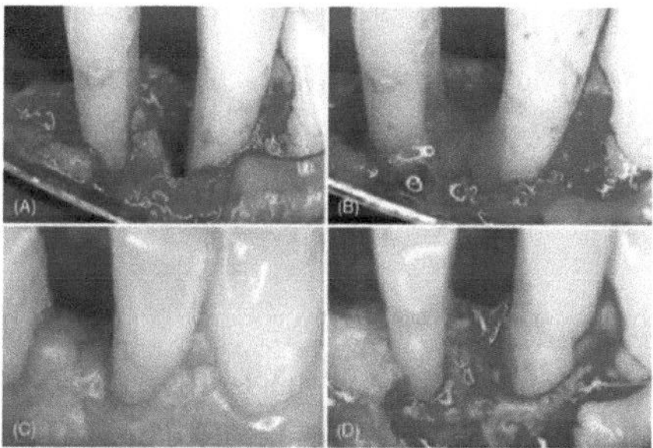

FIG.7 Perda óssea vertical profunda distal ao incisivo central inferior esquerdo. B, Área retalhada, raiz preparada e defeito preenchido com proteína da matriz do esmalte (Emdogain). C, Fotografia pós-operatória 6 meses depois. D, Cirurgia de reentrada mostrando preenchimento ósseo extenso. Fonte: (Cortesia: Dr. Marco Orsini, Aquila, Itália).

Resultados clínicos

Hammarström (1997) publicou um dos primeiros estudos que incluiu resultados histológicos após a utilização de EMD em deiscências bucais em macacos e relatou até 70% de novo cemento e até 65% de ganho ósseo oito semanas após o procedimento regenerativo. Também foram publicados resultados encorajadores quando o EMD foi aplicado em áreas de defeitos intra-ósseos e resultou num preenchimento ósseo parcial (66%) (Heijl et al., 1997). A utilização do EMD no tratamento de defeitos de furca mandibular de Classe II também foi testada e resultou numa taxa mais elevada de conversão de Classe II para Classe I (Casarin et al., 2008). Os autores revisão observaram que, como foi caso com os estudos GTR, houve uma heterogeneidade significativa nos resultados do tratamento, e os resultados devem ser interpretados com cautela.

Numa revisão sistemática de estudos que avaliaram a utilização adjuvante da EMD com outros procedimentos regenerativos, não foi encontrada qualquer vantagem na combinação da EMD com a GTR tratamento de defeitos intra-ósseos (31,32). No entanto, existem provas de que a combinação com uma variedade de materiais de enxerto ósseo, incluindo enxertos autógenos, enxertos alogénicos, xenoenxertos e materiais aloplásticos, pode aumentar a eficácia da EMD. Isto é particularmente relevante, uma vez que se recomendou que a consistência semelhante a um gel e sem suporte do EMD poderia ser combinada com materiais de enxerto para evitar o colapso do retalho, especialmente em defeitos periodontais não contidos de uma e duas paredes. O material de enxerto de substituição óssea mais amplamente estudado que tem sido utilizado em combinação com o EMD é um xenoenxerto desproteinizado bovino (Bio-Oss, Geistlich, Wolhuse, Suíça) (33,34,35). Não existem ensaios clínicos controlados e aleatórios que comparem o EMD com o OFD no tratamento de defeitos de furca. No entanto, um ensaio clínico controlado e aleatório examinou a regeneração de defeitos de furca mandibular de Classe II vestibular com EMD ou GTR. Foram obtidos resultados semelhantes para a maioria dos parâmetros clínicos, embora se tenha registado uma redução significativamente maior na profundidade horizontal da furca e uma incidência comparativamente menor de dor/inchaço pós-operatório após a terapia com EMD (36).

A segurança clínica da EMD foi demonstrada por uma ausência de resposta imunitária celular ou humoral, sugerindo que a EMD tem um baixo potencial imunogénico (37,38). Além disso, os resultados a longo prazo mostram que a estabilidade dos resultados clínicos pode ser mantida durante 10 anos após a utilização de EMD isoladamente ou em combinação com

GTR (39). Uma meta-análise da Cochrane relatou que a aplicação da EMD mostrou melhorias estatisticamente significativas tanto na redução da CAL como na redução da DP, quando comparada com OFD ou placebo (Esposito et al., 2009). Um problema na avaliação do potencial do EMD é o facto de só estarem atualmente disponíveis estudos de curto prazo. Por conseguinte, é essencial que sejam iniciados mais estudos a longo prazo que avaliem a eficácia do material em procedimentos regenerativos em comparação com modalidades de tratamento estabelecidas, em ensaios clínicos aleatórios bem controlados.

Vários estudos clínicos publicados relataram o condicionamento das superfícies radiculares com ácido etileno-diamina-tetra-acético (EDTA) em conjunto com a aplicação de EMD. Concluiu-se que a utilização adjuvante do EDTA não conseguiu demonstrar quaisquer diferenças estatisticamente significativas no ganho de CAL e na redução da PD em defeitos intra-ósseos e que os benefícios da utilização deste agente quelante na aplicação do EMD continuam por em estudos posteriores (Parashis et al., 2006; Sculean et al., 2006).

3.2 Fator de crescimento derivado de plaquetas (PDGF)

A utilização de factores de crescimento polipeptídicos foi proposta com base na sua capacidade de promover uma variedade de funções celulares associadas à cicatrização de feridas, incluindo a migração, a fixação, a proliferação e a diferenciação.

O PDGF tem sido o principal fator de crescimento estudado em termos do seu potencial para induzir a regeneração periodontal em ensaios clínicos em humanos. O PDGF tem sido caracterizado como um "fator de competência", o que significa que torna uma célula competente para a divisão celular; um "fator de progressão", como o IGF-1 ou a dexametasona, é então necessário para induzir a mitose, embora em algumas culturas de células de osteoblastos e do ligamento periodontal o PDGF sozinho estimule a proliferação (40). Embora o PDGF isolado não tenha sido avaliado em ensaios clínicos controlados em seres humanos, a combinação de PDGF e IGF, administrada num gel de metilcelulose, foi avaliada num ensaio clínico controlado e aleatório quanto ao seu potencial regenerativo em defeitos intra-ósseos (41). Foi demonstrado que a alta concentração (150ng/ml para ambos os factores de crescimento) produziu um maior preenchimento ósseo em comparação com o controlo de OFD aos 6-9 meses. No entanto, foram registados eventos laboratoriais anormais em 5 de 38 doentes, incluindo enzimas hepáticas elevadas, linfocitose e hematúria, que estavam presentes tanto na linha de base como 28 dias após a cirurgia, o que suscitou preocupações de segurança relativamente a este modo de terapia. O PDGF também foi utilizado em associação com enxertos ósseos alogénicos e demonstrou induzir um ganho substancial de inserção e redução da profundidade de sondagem em relatos de casos sobre o tratamento de defeitos de furca Classe II (42,43) e intra-ósseos (45).Num grande ensaio clínico controlado e aleatório multicêntrico, duas doses diferentes de PDGF humano recombinante (rhPDGF - 0,3 e 1,0 mg/ml) combinadas com um material aloplástico (β-fosfato tricálcico (β-TCP)) foram comparadas com β-TCP isolado em defeitos intra-ósseos profundos. Embora ambas as formulações de PDGF tenham sido significativamente mais eficazes do que o grupo de controlo na melhoria do preenchimento do defeito ósseo determinado radiograficamente aos seis meses, não foram encontradas diferenças significativas na extensão do ganho de inserção clínica após seis meses de cicatrização (44). Não foram registados efeitos adversos com este material (45) e os resultados clínicos mantiveram-se estáveis após 24 meses (46). Com base nestes resultados, um produto comercial contendo PDGF e β-TCP denominado GEM 21S® (Osteohealth, Shirley, NY, EUA) foi aprovado para o tratamento de defeitos periodontais intra-ósseos e de furca nos EUA e Canadá, mas não está atualmente disponível na Austrália. Embora tenha sido demonstrada recentemente evidência histológica da capacidade regenerativa do rhPDGF/β-TCP (47), são necessários mais estudos para avaliar a eficácia clínica deste produto. O fator de crescimento derivado de plaquetas humano recombinante-BB (rh-PDGF-BB) é um dos factores de crescimento mais estudados implementados na engenharia de tecidos periodontais. Desde a sua introdução no final dos anos 80, o rh-PDGF-BB tornou-se comercialmente disponível para utilização sob a forma de Growth-Fator Enhanced Matrix (GEM) 21S (Lynch Biologics), que utiliza β-tricalcium phosphate (β-TCP) como scaffold. O PDGF é também um dos factores de crescimento mais abundantes encontrados no plasma rico em plaquetas (PRP) e no plasma rico em factores de crescimento (PRGF), ambos concentrados preparados a partir da centrifugação do sangue de doentes. De notar que a concentração de PDGF no GEM 21S é cerca de 750 vezes e 6.400 vezes superior à concentração de PDGF no PRP e no PRGF, respetivamente. A família PDGF é composta por quatro produtos genéticos capazes de formar cinco isoformas diméricas diferentes. Estas isoformas incluem as variantes PDGF-AB, -AA, -BB, -CC e -DD, cada uma das quais apresenta afinidades diferentes para os receptores PDGF z e β tirosina-quinase. O PDGF-BB é conhecido como o "PDGF universal" devido à sua capacidade de se ligar a todos os isótipos de receptores. Boyan et al. realizaram uma investigação in vitro sobre a resposta das células PDL humanas às várias isoformas de PDGF e descobriram que a isoforma PDGF-BB apresentava os efeitos mitogénicos e quimiotácticos mais fortes. Armazenado nos grânulos z das plaquetas e libertado após a ativação, o PDGF também demonstrou induzir a síntese de ADN, a quimiotaxia, bem como a produção de colagénio e de glicosaminoglicanos nos fibroblastos. Para além das plaquetas, sabe-se que os macrófagos e os fibroblastos activados também segregam PDGF. Foi demonstrado que o PDGF estimula respostas quimiotácticas e mitogénicas nas células mesenquimatosas (em particular nas células PDL), em modelos animais pré-clínicos. A análise in vitro também demonstrou que o PDGF-BB é um potente estimulador da expressão de marcadores de células estaminais e da proliferação de células estaminais mesenquimais (MSCs) isoladas de tecidos humanos de PDL. Além disso, o PDGF pode modular a formação e a regeneração óssea através da sua ação sobre os pericitos (células de origem mesenquimal localizadas na superfície perivascular que se acredita albergarem populações de MSCs com potencial osteogénico). Caplan e Correa apresentaram provas de que o PDGF desempenha um papel importante na expansão mitótica dos pericitos e é um dos principais intervenientes moleculares na dinâmica pericito-MSC-osteoblasto, actuando como mitogénio das células osteoprogenitoras e regulando a atividade dos factores de crescimento osteogénicos, como as proteínas morfogenéticas ósseas (BMPs).

Uma meta-análise recente de ensaios clínicos randomizados (RCTs) relatou que o tratamento de defeitos ósseos periodontais com rh-PDGF-BB resultou num aumento significativo do preenchimento ósseo, ganho de osso lateral, ganhos de fixação clínica e redução da profundidade de sondagem, em comparação com grupos de controlo que utilizaram técnicas cirúrgicas minimamente invasivas modificadas ou apenas biomaterial de preenchimento ósseo (β-TCP). Relativamente aos procedimentos de recobrimento radicular, não foi encontrada regeneração significativa nos defeitos de recessão tratados com rh-PDGF-BB. Da mesma forma, Tavelli et al. referiram que a evidência atual é inconsistente no que diz respeito a ensaios clínicos em humanos para o tratamento de defeitos de recessão utilizando o rh-PDGF-BB. Apesar destes achados, McGuire et al. [40] demonstraram regeneração histológica após o tratamento de defeitos de recessão humana com rh-PDGF-BB em conjunto com uma estrutura de β-TCP, enquanto que a cicatrização por reparação (epitélio juncional longo) foi observada em locais tratados com enxerto de tecido conjuntivo. Em termos de ROG, Santana e Santana compararam o rh-PDGF-BB administrado num suporte de β-TCP/hidroxiapatite (HA) com enxertos autógenos em bloco e referiram que não foram observadas diferenças significativas na quantidade de regeneração óssea ou na necessidade de enxertos adicionais. O tratamento de alvéolos de extração com rh-PDGF-BB não apresentou qualquer efeito significativo na cicatrização.

3.3. Plasma rico em plaquetas

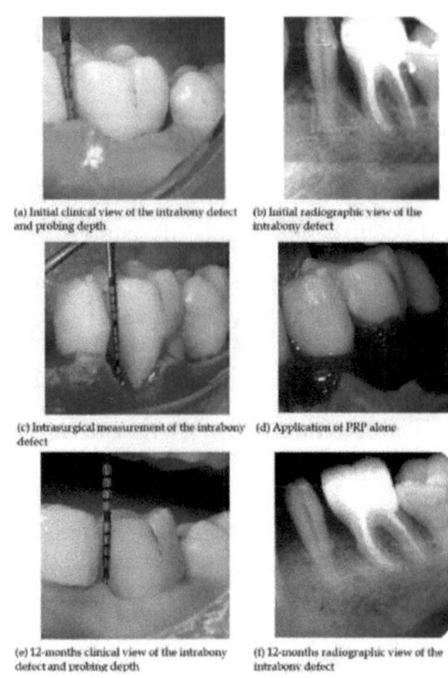

FIG.8 Utilização clínica de PRP isolado.

Um concentrado de plaquetas que contém vários factores de crescimento diferentes, incluindo PDGF, TGF-β e IGF (48), que demonstraram exercer um efeito positivo na cicatrização de feridas periodontais. O PRP tem a vantagem de poder ser preparado em consultório e as questões de segurança são mínimas, uma vez que está a ser utilizado material autólogo.

Não existem ensaios clínicos controlados e aleatórios que avaliem o efeito clínico do PRP isoladamente na regeneração periodontal. No entanto, a utilização do PRP combinado com vários tipos de enxertos para o tratamento de defeitos intra-ósseos resultou em resultados contraditórios, desde um aumento significativo do ganho de inserção clínica (49,50,51) até à ausência de efeito (52,53). Não foi demonstrado qualquer benefício adicional do PRP quando combinado com um enxerto e GTR, em comparação com a utilização de apenas um enxerto e GTR em defeitos intra-ósseos (54,55). A discrepância nos resultados clínicos com a utilização de PRP pode dever-se, em parte, a diferenças nos métodos utilizados para obter as preparações de PRP, que podem, por sua vez, afetar o conteúdo de plaquetas e citocinas inflamatórias, bem como levar à contaminação da preparação de plaquetas com leucócitos e eritrócitos (56). A utilização de PRP não resulta em eventos de cicatrização adversos após a cirurgia e existem alguns relatórios que sugerem que o PRP pode levar a uma cicatrização mais rápida, menos dor pós-operatória e menos exposição da membrana (57). O plasma rico em plaquetas (PRP) é uma concentração autóloga de plaquetas no plasma, desenvolvida por centrifugação de densidade de gradiente do sangue do doente. O PRP contém muitos factores de crescimento, por exemplo, o fator de crescimento derivado das plaquetas (PDGF) e o fator de crescimento transformador-b (TGF-b) (Del Fabbro et al., 2011). Dois ECRs multicêntricos recentes sobre a utilização de PDGF humano recombinante (rhPDGF) em combinação com b-TCP em defeitos intra-ósseos demonstraram que a utilização adjuvante de rhPDGF resultou numa melhoria do ganho de CAL e numa maior redução das profundidades de sondagem (PD) em comparação com utilização exclusiva de b-TCP (Jayakumar et al., 2011; Nevins et al., 2005). Os investigadores também relataram resultados encorajadores da utilização de PRP em combinação com xenoenxerto derivado de bovino no tratamento de defeitos intra-ósseos (Ouyang e Qiao, 2006). No entanto, no tratamento de defeitos de furca (Classe II), o PRP em gel parece ter apenas um papel limitado (Pradeep et al., 2009). Embora não existam provas convincentes para a sua utilização em procedimentos de regeneração periodontal, parece que o PRP pode ser vantajoso se for utilizado como adjuvante de procedimentos de enxerto no tratamento de defeitos intra-ósseos, mas não em combinação com GTR. O PRP também tem sido utilizado para procedimentos de aumento ósseo em implantologia (Zeckner et al., 2003).

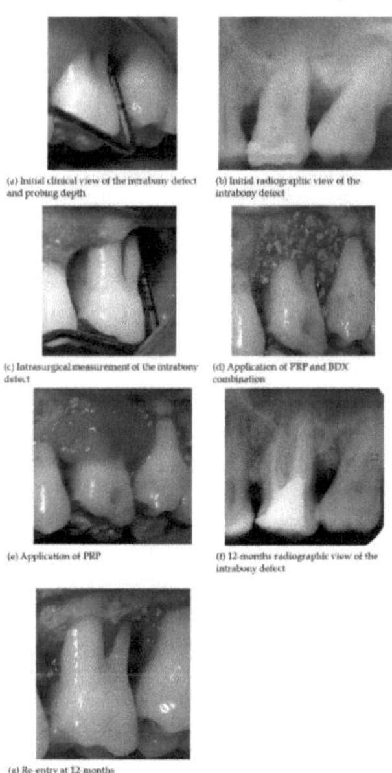

FIG.9 Utilização clínica de PRP com enxerto ósseo.

3.4 Proteínas morfogenéticas ósseas

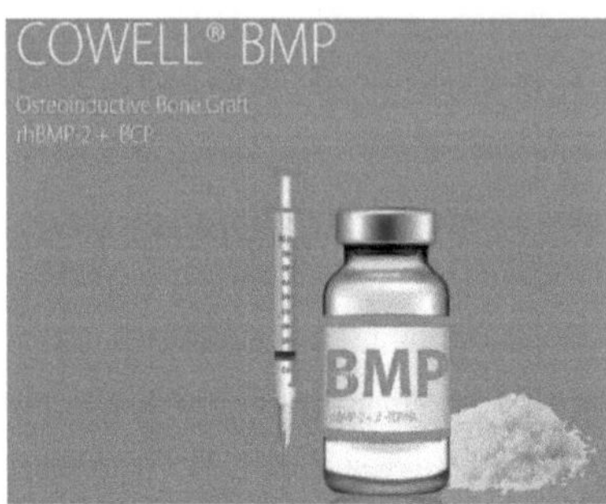

FIG.10 Proteínas morfogenéticas ósseas humanas recombinantes COWELL BMP (proteína morfogenética óssea humana recombinante-2-2 + β-tri-fosfato de cálcio/hidroxiapatite)

As Proteínas Morfogenéticas Ósseas (BMPs) formam um grupo único de proteínas dentro da superfamília do Fator de Crescimento Transformador beta (TGFb). As BMPs demonstram propriedades quimiotácticas e, dependendo do seu gradiente de concentração, podem também funcionar como factores mitogénicos ou induzir a diferenciação de células progenitoras mesenquimais em condroblastos e osteoblastos. As BMPs podem, portanto, ter um efeito regulador na morfogénese óssea (Sykaras e Opperman, 2003). A realização de mais experiências in vivo pode, por conseguinte, ajudar a determinar com precisão o significado terapêutico destas moléculas.

As proteínas morfogenéticas ósseas (BMPs) são a maior subfamília da superfamília de factores de crescimento do fator de crescimento transformador-β (TGF-β). A transdução de sinal das BMPs é mediada por uma família de proteínas citoplasmáticas denominada SMADS (especificamente, SMAD-1, -5 e -8). Atualmente, foram identificadas catorze BMPs, tendo as BMP-2, 4, 5, 6, 7 e 9 demonstrado potencial osteoindutor. Destas, as BMP-2 e -7 têm sido as mais extensivamente estudadas para fins de engenharia de tecidos periodontais. As BMPs são um grupo de proteínas responsáveis por orientar a diferenciação de células mesenquimais em células ósseas e da medula óssea, tendo sido demonstrado em estudos pré-clínicos que estimulam a quimiotaxia, a sobrevivência e a diferenciação osteogénica das células estaminais mesenquimais da medula óssea (BMSCs).

Embora a utilização de BMPs na regeneração periodontal tenha mostrado resultados de sucesso no tratamento de defeitos intra-ósseos e de furca, também foram registadas complicações como a anquilose e a reabsorção radicular. Consequentemente, as BMPs estão atualmente indicadas para a preparação do local do implante durante os procedimentos de preservação do rebordo e de aumento do pavimento sinusal. A rhBMP-2, disponível comercialmente como Infuse Bone Graft (Medtronic), está aprovada pela FDA para o aumento do seio e a preservação do rebordo alveolar, enquanto a BMP-7 não está aprovada pela FDA para aplicações periodontais ou peri-implantares. Para aplicações clínicas, a rhBMP-2 é administrada em conjunto com um suporte de esponja de colagénio absorvível (ACS), que foi aprovado pela FDA para este fim.

Park et al. realizaram um estudo canino que avaliou a aplicação da terapia genética BMP-2 adenoviral ex vivo utilizando células estaminais autólogas do ligamento periodontal (PDLSCs) para o tratamento da peri-implantite experimental. Neste estudo, foram comparados dois modelos diferentes para induzir a peri-implantite: colocação imediata de implantes com colocação simultânea de ligaduras e colocação tardia (3 meses após a extração) de implantes com colocação tardia de ligaduras. Após o tratamento, foi encontrado > 70% de preenchimento ósseo modelo retardado, com 30%-40% no modelo imediato. Outras investigações pré-clínicas demonstraram efeitos positivos da BMP-2 na regeneração óssea peri-implantar. Curiosamente, a investigação demonstrou uma maior regeneração óssea após o tratamento com heterodímeros de BMP-2/7 em comparação com homodímeros de BMP-2 e -7, o que sugere que a terapia genética combinatória tem o potencial de aumentar a potência osteoindutora. As BMPs também mostraram resultados promissores para a regeneração óssea vertical em modelos animais, aumentando significativamente a altura e a largura do osso regenerado.

Uma revisão sistemática de ensaios clínicos em humanos realizada por Freitas et al. referiu que o aumento do seio maxilar com osso autógeno resultou numa altura óssea significativamente maior em comparação com a rh-BMP-2 num suporte de esponja de colagénio. No entanto, uma revisão sistemática de ensaios clínicos efectuada por Lin et al. demonstrou resultados semelhantes entre o aumento do seio maxilar realizado com e sem rh-BMP-2 em termos de ganho ósseo vertical, densidade óssea, percentagem de material de enxerto residual e percentagem de osso vital. Para a preservação do rebordo alveolar, a rh-BMP-2 manteve a altura do rebordo e aumentou a largura do rebordo de uma forma dependente da dose. Adicionalmente, uma meta-análise de ensaios clínicos randomizados em humanos relatou que o tratamento de alvéolos de extração, aumento do pavimento do seio maxilar, bem como a reconstrução alveolar de fendas labiais e palatinas com rhBMP-2 não resultou numa regeneração óssea estatisticamente significativa, com alguns resultados a sugerir uma menor formação de osso novo em relação aos grupos de controlo. Curiosamente, um estudo clínico de boca dividida que investigou o aumento do seio maxilar utilizando BMP-7 relatou uma formação óssea significativamente maior no lado de controlo tratado apenas com xenoenxerto bovino.

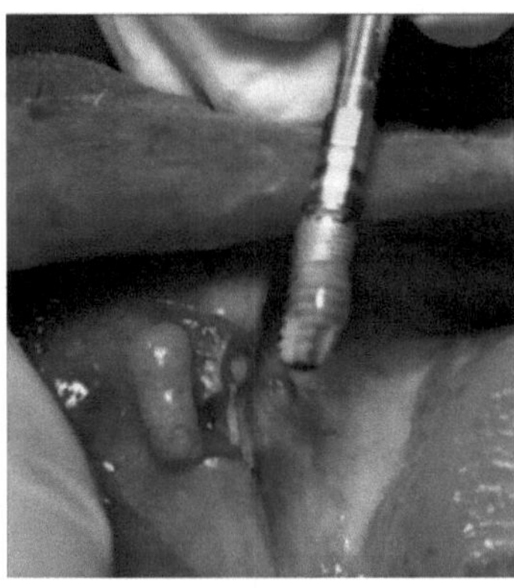

FIG.11 A proteína morfogenética óssea foi aplicada na superfície do implante antes de o introduzir no local da osteotomia correspondente

No que diz respeito à ROG à volta de implantes, Jung et al. demonstraram que o tratamento de defeitos ósseos laterais com rhBMP-2, osso xenogénico e membrana de colagénio resultou num maior preenchimento vertical do defeito, num aumento da densidade óssea recém-formada e numa maior proporção de osso lamelar maduro nos locais regenerados após 6 meses, em comparação com a ROG isolada. Estes resultados mantiveram-se estáveis após 5 anos de seguimento e sugerem que a rhBMP-2 pode potencialmente acelerar a cicatrização óssea em conjunto com o tratamento com ROG. Relativamente ao tratamento de defeitos peri-implantares, Sanz-Esporrin et al. verificaram que a ROG utilizando rh-BMP-2 em conjunto com um xenoenxerto bovino e uma membrana de colagénio não resultou numa regeneração significativamente melhor em comparação com o grupo de controlo. Estes resultados ilustram a dificuldade de obter resultados regenerativos bem sucedidos face à contaminação bacteriana. No entanto, existem algumas preocupações relativamente a eventos adversos associados às BMPs em situações específicas, incluindo indicações off- label. Estes incluem inchaço gengival grave relatado em crianças tratadas com BMP-2, bem como osso estruturalmente anormal e aumento da inflamação pré- clinicamente.

Apesar de a utilização de BMPs para o aumento do rebordo alveolar e do seio maxilar ter demonstrado resultados comparáveis aos dos materiais de enxerto ósseo isolados, com base em resultados radiográficos e clínicos, são necessárias outras indicações para a utilização de BMP-2 para a regeneração óssea na cavidade oral.

3.5. Péptido de ligação celular

Trata-se de um clone sintético de uma sequência de ácidos específica do colagénio de tipo I, que tem sido referido como estando envolvido na ligação de células, por exemplo, osteoblastos e fibroblastos (Yukna et al., 2000). O PepGen P-15 é um produto que foi testado em conjunto e comparado com uma matriz óssea de hidroxiapatite orgânica derivada de bovinos e demonstrou efeitos positivos na regeneração periodontal (Yukna et al., 2000). No entanto, são necessários mais estudos antes de se poderem tirar conclusões mais definitivas sobre a eficácia do péptido P-15.

3.6. Fator de crescimento dos fibroblastos

O fator de crescimento de fibroblastos-2 (FGF-2) é um membro da família do fator de crescimento de ligação à heparina e demonstrou promover a proliferação e fixação de células endoteliais e PDL na cicatrização de feridas. Num ECR multicêntrico recente, a utilização de FGF-2 produzido por recombinação genética que transformou Escherichia coli com o gene humano FGF-2 foi avaliada no tratamento de defeitos ósseos verticais, resultando numa melhoria da CAL (Kitamura et al., 2011).

O fator de crescimento dos fibroblastos (FGF)-2, também conhecido como fator básico de crescimento dos fibroblastos, possui fortes propriedades mitogénicas e desempenha um papel importante na cicatrização de feridas, na formação de tecido de granulação, na angiogénese e na remodelação dos tecidos. A heparina e os sulfatos de heparina são essenciais para mediar a bioatividade do FGF. Quando ligados à heparina, a taxa de degradação do FGF-2 é significativamente reduzida e a atividade mitogénica é grandemente aumentada. Os proteoglicanos de sulfato de heparina também actuam como cofactores para as interações FGF2-FGF recetor, permitindo a ativação de vias de sinalização a jusante. No contexto do PTEBR, o FGF-2 tem sido utilizado para o tratamento de defeitos periodontais intra-ósseos, defeitos peri-implantares, melhorando a osseointegração do implante e a ROG. Uma revisão sistemática de ensaios clínicos em humanos realizada por Khoshkam et al. encontrou um preenchimento ósseo significativamente maior em comparação com grupos de controlo para o tratamento de defeitos intra-ósseos, com evidências pré-clínicas que apoiam a indução de cemento recém-formado, PDL e osso alveolar. Outra revisão sistemática de ensaios clínicos aleatórios realizada por Li et al. encontrou um preenchimento ósseo significativamente maior utilizando FGF-2 para o tratamento de defeitos periodontais intra-ósseos em comparação com grupos de controlo, a maioria dos quais utilizou apenas hidroxipropilcelulose. Foi demonstrado um efeito dose-dependente, com formulações de FGF-2 a 0,3% a exibirem a maior percentagem de preenchimento ósseo e ganho ósseo linear em relação a formulações de 0,1% e 0,4%, para as quais não houve diferenças significativas em relação aos controlos. O FGF também demonstrou eficácia na promoção da osseointegração em implantes com baixa estabilidade primária. Os estudos pré-clínicos demonstraram resultados promissores para aplicações baseadas em GBR em sítios edêntulos e implantes. Hosokawa et al. demonstraram, num estudo canino, que o FGF-2 administrado em minipellets de colagénio acelerou a regeneração óssea em defeitos alveolares tratados com ROG, resultando num ganho ósseo histométrico significativamente maior. O FGF-2 também tem sido objeto de numerosos estudos que investigam a administração combinada e sequencial, na maioria das vezes em conjunto com a BMP-2. Wang et al. demonstraram, num estudo pré-clínico em animais, que a combinação de FGF-2 e BMP-2 apresentava um efeito sinérgico na promoção da formação de osso ectópico. Além disso, existem provas que apoiam a noção de que a administração sequencial de FGF-2 seguida de BMP-2 é mais eficaz em termos de indução da diferenciação de células progenitoras osteogénicas do que a administração de qualquer um dos agentes isoladamente. Estes resultados realçam a importância da realização de estudos de sequenciação temporal para estratégias terapêuticas que envolvam múltiplos factores de crescimento. Globalmente, a evidência clínica suporta a segurança e eficácia da utilização do FGF-2 no tratamento de defeitos intra-ósseos periodontais, mas são necessários futuros ensaios clínicos para validar a utilização deste fator de crescimento no contexto da regeneração peri-implantar e óssea.

3.7 Fator de crescimento e diferenciação-5

O fator de crescimento e diferenciação (GDF)-5 pertence à superfamília de proteínas TGF-β e tem uma estreita semelhança estrutural com as BMPs. Como regulador chave da morfogénese do esqueleto, dos tendões e dos ligamentos, o GDF-5 também demonstrou ter um papel importante na odontogénese e no desenvolvimento da PDL. Estudos pré-clínicos demonstraram um aumento da formação óssea em resposta à administração local de GDF-5 em defeitos da calvária de ratos, na cicatrização de ossos longos e na fusão da coluna vertebral. O GDF-5 também desempenha um papel importante na cicatrização de feridas e na regeneração periodontal, regulando o metabolismo da matriz extracelular. Nakamura e colaboradores demonstraram, investigação pré-clínica, que a exposição de células PDL humanas ao GDF-5 estimulava a síntese de glicosaminoglicanos sulfatados e a proliferação de células PDL, mas não a diferenciação osteoblástica. Moore et al. apresentaram provas pré-clínicas da utilização do GDF-5 na regeneração periodontal, mostrando um aumento da formação de novo osso, cemento e PDL em modelos animais de pequeno e grande porte. Uma revisão das provas pré-clínicas e clínicas efectuada por Lee e Wikesjö concluiu que o GDF-5 é um candidato seguro e eficaz para a regeneração periodontal e para o aumento do rebordo alveolar, tendo um estudo em caninos demonstrado uma maior regeneração do osso alveolar e do cemento em comparação com o rh-PDGF para o tratamento de defeitos intra-ósseos. Para o aumento do seio maxilar, um RCT conduzido por Stavropoulos et al. encontrou quantidades semelhantes de osso recém-formado para rhGDF-5/β-TCP em comparação com β-TCP e enxertos autógenos compostos. No geral, foi demonstrado que o GDF-5 utilizado em conjunto com o β-TCP estimula a regeneração periodontal em primatas não humanos e em humanos, mas são necessários mais estudos clínicos com amostras maiores para clarificar estes resultados.

3.8 Mediadores lipídicos pró-resolução

Embora os scaffolds sejam vitais para muitas estratégias de engenharia de tecidos, a implantação destes biomateriais pode induzir respostas inflamatórias capazes de prejudicar a integração e os resultados regenerativos. Esta limitação tem levado os investigadores a desenvolver biomateriais com propriedades imunomoduladoras capazes de influenciar seletivamente a resposta imunitária de uma forma desejável. Os mediadores lipídicos pró-resolutivos, como as resolvinas e as lipoxinas, são candidatos promissores para abordagens de tratamento baseadas na engenharia de tecidos periodontais, devido à sua capacidade de promover tanto a resolução inflamatória como a regeneração dos tecidos. A resolução da resposta inflamatória aguda é vital para a obtenção de resultados regenerativos favoráveis. Evidências de investigações pré-clínicas em modelos animais demonstram o potencial de mediadores lipídicos pró-resolução, como a resolvina E1 e a lipoxina A4, na regeneração periodontal. As lipoxinas são mediadores lipídicos produzidos pelas enzimas lipoxigenase em resposta à estimulação com prostaglandina E2 e D2. As fontes celulares de lipoxinas incluem células epiteliais, monócitos e neutrófilos. Van Dyke et al. avaliaram a capacidade regenerativa dos medicamentos nano-pro-resolventes (NPRM), um agente de administração de fármacos constituído por vesículas revestidas por membranas que contêm um análogo da lipoxina (benzo-lipoxina A4; bLXA4), no tratamento de defeitos periodontais num modelo porcino. Os locais tratados com NPRM- bLXA4 exibiram uma formação óssea significativamente maior em relação ao bLXA4 isolado, ao NPRM isolado e aos grupos de controlo negativo. A histologia demonstrou osso recém-formado e cemento coronal aos entalhes da raiz com fibras de tecido conjuntivo supracrestal paralelas à crista alveolar e ancoradas ao novo cemento. Outros estudos pré-clínicos demonstraram uma redução da proteína C-reactiva sistémica e da interleucina-1β após o tratamento da periodontite com resolvinas, bem um aumento da proliferação fibroblástica in vitro. Recentemente, Wang et al. demonstraram num modelo pré-clínico que a maresina-1 podia acelerar a reparação óssea pós-extração e também reduzir a dor pós-operatória. São necessários estudos clínicos para validar os resultados regenerativos dos mediadores lipídicos pró-resolventes. Até ao momento da redação deste artigo, não foram realizados ensaios clínicos em humanos utilizando estes mediadores para a engenharia de tecidos periodontais e regeneração óssea. Em resumo, o rh-PDGF-BB demonstrou eficácia na promoção da regeneração de tecidos duros e moles periodontais. As aplicações da utilização do PDGF para promover a regeneração óssea em alvéolos de extração, a regeneração do rebordo alveolar e o aumento do pavimento sinusal são promissoras, mas beneficiarão de ensaios clínicos randomizados mais alargados para avaliar a eficácia do PDGF.

Perspectivas futuras

Tendo em conta a imprevisibilidade clínica das técnicas cirúrgicas atualmente disponíveis para tratar todos os tipos de defeitos periodontais, parece que estas abordagens são demasiado simplistas para facilitar os eventos coordenados de cicatrização de feridas necessários para a regeneração de um órgão complexo como o periodonto.

São necessários modelos mais avançados de doença periodontal in vitro, que estão atualmente a ser explorados. A fim de estimular uma regeneração hierárquica dos tecidos, podem ser produzidas estruturas biomiméticas multicamadas através da combinação de várias técnicas (por exemplo, impressão 3D, electrospinning, fundição em solução). Ao desenvolver estruturas hierárquicas que emulam os vários tecidos periodontais, pode ocorrer uma regeneração de tecidos mais sincronizada. Outra preocupação na conceção de novos suportes biomiméticos é a organização espácio-temporal dos vários tipos de células presentes no periodonto. O PDL fornece um reservatório de células necessário para manter um equilíbrio entre a formação e a manutenção tecidos periodontais duros e moles, pelo que os suportes devem suportar a migração, proliferação e diferenciação de vários tipos de células. Um aspeto que também deve ser tido em consideração é a estimulação mecânica a que o PDL está fisiologicamente sujeito. Por um lado, os modelos avançados in vitro devem imitar a organização estrutural do periodonto e reproduzir a carga mecânica experimentada in vivo. Por outro lado, os scaffolds devem ser estimulados mecanicamente não só para estudar as suas caraterísticas, mas também para analisar a forma como a estimulação afecta o comportamento das células.

1. Engenharia de tecidos

Foi proposta uma abordagem de engenharia de tecidos, segundo a qual os tecidos periodontais construídos em laboratório, em condições controladas, e depois implantados cirurgicamente nos defeitos (58). Em princípio, as provas da viabilidade desta abordagem foram demonstradas em estudos com animais que demonstraram que as células periodontais autólogas cultivadas podem apoiar a regeneração in vivo (59). Esta abordagem é ainda apoiada por provas de que as células do ligamento periodontal têm propriedades de células estaminais (60,61).

Uma nova e promissora abordagem à engenharia de tecidos periodontais envolve a utilização de lâminas de células periodontais preparadas in vitro e subsequentemente transplantadas para defeitos periodontais. Foi relatado que as células do ligamento periodontal cultivadas utilizando esta técnica de folhas de células podem regenerar os tecidos do ligamento periodontal após o transplante em modelos animais (62,63).

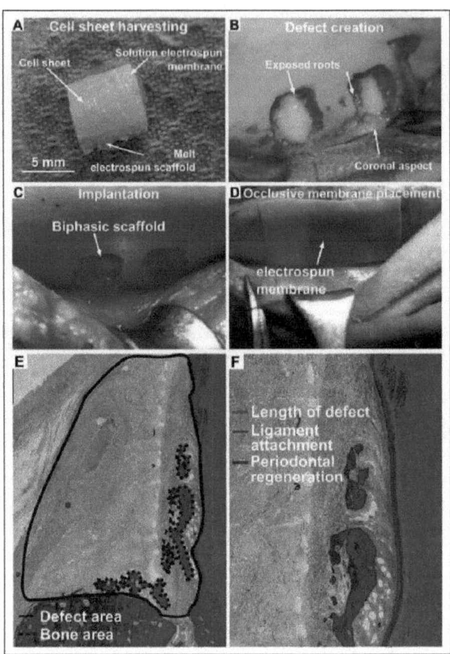

FIG.12 Implantação da construção de engenharia de tecidos multifásica: (A) morfologia da construção após a colheita da folha de células, (B) defeitos periodontais criados cirurgicamente na mandíbula da ovelha, (C) colocação da estrutura bifásica nos defeitos, (D) colocação de uma membrana oclusiva sobre os defeitos periodontais. Descrição dos métodos utilizados para quantificação: (E) preenchimento ósseo a partir da histologia, (F) fixação do ligamento e regeneração periodontal.

Nanofibras electrospun para engenharia de tecidos periodontais

Os scaffolds nanofibrosos electrospun apresentam caraterísticas adequadas para serem utilizados como membranas GTR ou para fazerem parte de construções biomiméticas multicamadas para regeneração periodontal, mostrando resultados promissores tanto in vitro como in vivo. Estas caraterísticas resultam de um processo de otimização laborioso devido ao número de parâmetros de electrospinning a controlar, o que pode colocar alguns desafios. Embora existam muitos polímeros sintéticos e naturais, apenas alguns polímeros podem satisfazer a biocompatibilidade, a não toxicidade, a degradabilidade e as propriedades mecânicas. Os polímeros utilizados no processo determinam as caraterísticas básicas dos suportes electrospun. É importante selecionar cuidadosamente o polímero mais adequado ou combinação de polímeros para obter as caraterísticas desejadas dos andaimes. Para além da seleção e dissolução do polímero, o processo de electrospinning e os parâmetros ambientais têm de ser optimizados para obter fibras homogéneas com o diâmetro e o alinhamento desejados e estruturas fibrosas feitas de fibras cumulativas com a porosidade, as propriedades mecânicas e a biodegradabilidade desejadas.

Além disso, se o caudal da solução de electrospinning for lento, o processo pode demorar várias horas a produzir estruturas fibrosas com espessura suficiente. A morfologia das fibras pode ser adaptada; no entanto, pode ser difícil de controlar e afinar, tendo em conta os múltiplos parâmetros envolvidos, não só do processo, mas também da própria solução polimérica. Além disso, o fabrico de fibras electrospun com um aditivo incorporado pode resultar em complicações adicionais, especialmente quando se pretende controlar a libertação do aditivo ou a sua distribuição homogénea nas fibras sem agregação. Embora a electrospinning possa incluir um laborioso processo de otimização, uma vez definidos todos os parâmetros, é crucial mantê-los, com o objetivo de obter resultados reprodutíveis. Para aplicações biológicas e de TE, é essencial esterilizar corretamente os scaffolds, evitando danos nas nanofibras.

As nanofibras electrospun têm uma elevada porosidade e uma elevada relação área de superfície/volume, o que, juntamente com a imitação da escala e morfologia da MEC nativa, favorece a adesão, proliferação e diferenciação das células. As nanofibras electrospun formam andaimes com caraterísticas adequadas para membranas GTR e andaimes hierárquicos. Esta revisão fornece uma visão geral dos estudos recentes centrados na utilização de scaffolds nanofibrosos electrospun para a regeneração periodontal. Estas estruturas podem ser complementadas com vários aditivos para melhorar as caraterísticas biológicas ou proporcionar efeitos antibacterianos, anti-inflamatórios ou osteogénicos. A investigação recente sobre suportes nanofibrosos electrospun mostra resultados promissores de testes in vivo, tais como biocompatibilidade melhorada, aumento da formação óssea, formação de fibras PDL novas e bem orientadas semelhantes ao tecido nativo, diminuição da inflamação e atividade antibacteriana. No entanto, ainda não foi desenvolvido um suporte biomimético capaz de alcançar todos estes resultados regenerativos, e há que em conta a difícil transposição dos testes in vitro/in vivo para a prática clínica. A investigação futura deve centrar-se na utilização de modelos animais adequados para estudar os efeitos das plataformas nanofibrosas electrospun na regeneração periodontal, especialmente na formação e alinhamento do PDL recém-formado, para além da formação óssea. A eficiência da produção e a reprodutibilidade destas estruturas ainda têm de ser exploradas de modo a obter membranas mais padronizadas que possam tornar-se opções de tratamento alternativas eficazes para a periodontite. O desenvolvimento de estruturas hierárquicas altamente biomiméticas utilizando nanofibras electrospun e ECM derivado de células para facilitar a regeneração periodontal é uma grande promessa para o futuro próximo.

Os andaimes nanofibrosos possuem propriedades únicas, tais como uma elevada relação área superficial/volume, porosidade e interconectividade, que favorecem a fixação e proliferação de células e permitem também a troca de nutrientes e resíduos. A electrospinning é uma técnica para fabricar fibras contínuas com um diâmetro médio que varia entre alguns nanómetros e micrómetros. As fibras acumuladas formam membranas fibrosas não tecidas que imitam a morfologia das proteínas da MEC, facilitando assim a fixação, a proliferação e a diferenciação das células. A electrospinning permite a produção de estruturas fibrosas com diâmetro de fibra controlável, orientação de fibra, porosidade e caraterísticas de superfície.

A técnica de electrospinning é simples, económica e requer quatro componentes principais: uma seringa contendo uma solução polimérica, uma fieira com uma agulha metálica, uma fonte de alimentação de alta tensão e um coletor metálico ligado à terra. A seringa com a solução polimérica é colocada numa bomba, que ejecta a solução e controla o seu caudal. A solução é ejectada através da agulha metálica que está ligada à fonte de alimentação de alta tensão. A fonte de alimentação está também ligada coletor metálico e forma-se um campo eletrostático entre a agulha e o coletor. A alta tensão faz com que as gotículas se formem na ponta da agulha, carregando eletricamente a solução polimérica. As gotículas são esticadas com forças electrostáticas que contrariam a tensão superficial da solução numa forma alongada, conhecida como cone de Taylor, a partir da qual um jato de fluido carregado é puxado para o coletor ligado à terra. As fibras poliméricas electrospun depositam-se e solidificam-se no , e o solvente evapora-se durante o processo de electrospinning, resultando em fibras secas no coletor, que se acumulam ao longo do tempo para formar andaimes fibrosos. os polímeros mais adequados e através otimização e consideração de todos os parâmetros que influenciam as caraterísticas das fibras electrospun, é possível produzir andaimes fibrosos poliméricos electrospun com as propriedades mais adequadas para uma aplicação específica. A electrospinning tem sido utilizada em várias estratégias de ET, incluindo a ET periodontal, uma vez que os scaffolds fibrosos electrospun são altamente adequados para o desenvolvimento de membranas de barreira periodontal GTR e scaffolds biomiméticos. A elevada porosidade com poros de pequena dimensão pode impedir a migração de fibroblastos através das estruturas nanofibrosas, o que é uma caraterística vital de uma membrana GTR. Ao proporcionar uma imitação mais próxima da ECM nativa, os andaimes nanofibrosos electrospun podem fazer parte de uma construção TE que facilita a regeneração de tecidos como alternativa aos enxertos ósseos. Através da utilização de parâmetros optimizados de electrospinning e da combinação de polímeros sintéticos e naturais cuidadosamente selecionados, as estruturas nanofibrosas podem satisfazer os critérios de uma membrana GTR ideal: biodegradável, biocompatível, osteoindutora e com boas propriedades mecânicas. Para além da sua semelhança com a MEC natural, as estruturas podem ser funcionalizadas com aditivos, tais como cerâmicas e factores de crescimento, para melhorar os seus efeitos biológicos através de revestimentos de superfície ou da incorporação de biomoléculas. A hidroxiapatite, um dos principais componentes do osso natural, pode ser incorporada nas fibras para imitar o componente ósseo inorgânico nativo e aumentar a bioatividade e a osteocondutividade das estruturas. Através aumento da bioatividade e da mimetização MEC nativa, estas estruturas nanofibrosas podem ter a capacidade de recrutar células estaminais e progenitoras do hospedeiro e promover a sua proliferação e diferenciação em fibroblastos, osteoblastos e cementoblastos, possivelmente regenerando todos os tecidos periodontais. Outros aditivos que têm sido incorporados nas estruturas incluem antibióticos que conferem atividade antibacteriana, fármacos anti-inflamatórios, pequenas moléculas e vectores de entrega de genes, que podem melhorar as propriedades osteogénicas e angiogénicas estruturas.

Estudos

1. A incorporação de aditivos osteoindutores ou osteocondutores, como a proteína morfogenética óssea 2, a dexametasona, a hidroxiapatite, o β-fosfato tricálcico, o vidro bioativo e as nanopartículas de silicato, em estruturas nanofibrosas resultou num aumento do potencial osteogénico e da bioatividade. Estes suportes mostraram uma expressão genética osteogénica regulada, aumentaram a viabilidade celular e promoveram a regeneração óssea in vivo, tal como referido em vários estudos.

2. Em vez de se centrar na regeneração óssea, um estudo mudou o foco para a regeneração do cemento. Chen et al. incorporaram a proteína 1 do cemento recombinante (rCMP1) em andaimes nanofibrosos, que reduziram a expressão de genes osteogénicos (osteocalcina e osteopontina) e aumentaram os marcadores cementoblásticos (CMP1 e proteína de fixação do

cemento). Os suportes mostraram menos formação de osso novo e mais tecido semelhante a cemento em defeitos calvários de ratos in vivo. É de salientar que alguns estudos apenas estudam a formação óssea in vivo utilizando defeitos ósseos na calvária. É também relevante estudar a regeneração do ligamento, uma vez que este desempenha o papel essencial de ligar o osso alveolar ao cemento. Por , defeitos periodontais em ratos ou defeitos periodontais em caninos podem ser utilizados como modelos mais precisos para estudar os possíveis efeitos das plataformas nanofibrosas no tratamento periodontal. Alguns estudos também apresentaram testes in vivo limitados à implantação subcutânea, que foram utilizados apenas para avaliar a biocompatibilidade e os efeitos de barreira celular das plataformas nanofibrosas.

3. A utilização frequente de polímeros naturais, como o quitosano, o alginato, a gelatina e o colagénio, para produzir nanofibras para a regeneração periodontal é evidente. Os polímeros naturais aumentam os efeitos biológicos dos scaffolds, como confirmado pelo aumento da viabilidade celular, e também melhoram o potencial osteogénico dos scaffolds, como demonstrado pelo aumento da mineralização celular, atividade ALP e formação de novo osso in vivo. Ao selecionar os polímeros para preparar os suportes electrospun, certas caraterísticas, como o peso molecular, podem ter um impacto significativo nas propriedades dos suportes. estudo, a quitosana de baixo peso molecular conferiu atividade antibacteriana aos suportes, ao passo que a quitosana de peso molecular médio não o fez.

4. Outra estratégia para melhorar a bioatividade dos suportes é a utilização de proteínas para estimular a diferenciação das células estaminais. Lam et al. produziram nanofibras com núcleo carregado com proteínas da matriz do esmalte no núcleo. A utilização do derivado da matriz de esmalte Emdogain® resultou numa expressão genética osteogénica aumentada pelas PDLSCs. Este gel à base de proteínas da matriz do esmalte baseia-se no mimetismo biológico para estimular a regeneração periodontal. Através da utilização de componentes de tecidos nativos, a hidroxiapatite, factores de crescimento e determinadas proteínas, é possível imitar mais de perto o microambiente natural, facilitando assim a regeneração.

5. Uma estratégia que ainda não foi extensivamente investigada na regeneração periodontal é a utilização de ECM derivada de células. A MEC derivada de células é um reservatório de proteínas e factores de crescimento que influenciam a proliferação e diferenciação celular. Consiste na MEC segregada pelas células cultivadas in vitro, imitando assim a composição da MEC nativa. A MEC derivada de células tem sido utilizada em combinação com andaimes em TE, uma vez que imita o microambiente in vivo e aumenta a bioatividade dos andaimes. Jiang et al. colocaram folhas de PDLSC em cima de nanofibras de PCL/gelatina e depois

descelularam as construções. As folhas de células descelularizadas, com e sem nanofibras, mostraram potencial de regeneração do periodonto em defeitos periodontais de ratos, confirmado pela formação de novo osso, cemento e PDL in vivo. Farag e colegas transferiram folhas de PDLSC para membranas de PCL electrospun fundidas e depois descelularizaram as construções. Foi demonstrado que as folhas de células descelularizadas mantêm a ECM intacta, retêm factores de crescimento e suportam a recelularização por PDLSCs alogénicas in vitro. As folhas de células descelularizadas também demonstraram uma maior expressão de genes osteogénicos por PDLSCs em comparação com os suportes de PCL isolados. As folhas de células descelularizadas foram biocompatíveis in vivo e suportaram a fixação periodontal num modelo de defeito periodontal em ratos.

6. É interessante notar que, na maioria dos estudos, são produzidas nanofibras não alinhadas. Dos poucos estudos que fabricaram nanofibras alinhadas, dois destacam-se com testes in vivo. Jiang et al. combinaram várias camadas de nanofibras de PCL-PEG, alinhadas ou não alinhadas, com uma solução de CTS e liofilizaram o conjunto para obter estruturas multicamadas. O seu desempenho in-vivo foi avaliado num modelo de defeito periodontal em ratos. As plataformas multicamadas foram colocadas em contacto com a superfície da raiz do dente e o defeito foi preenchido com o enxerto ósseo Bio-Oss® para imobilizar as plataformas. As nanofibras de PCL-PEG alinhadas resultaram numa maior expressão de periostina, fibras de colagénio mais maduras e formação significativa de tecido mineralizado de suporte do dente, bem como fibras orientadas do tipo PDL no periodonto regenerado. Yang et al. produziram nanofibras de PCL alinhadas e não alinhadas, que foram empilhadas e depois imersas numa solução de gelatina, criando construções alinhadas e não alinhadas que foram depois liofilizadas. A construção alinhada facilitou a formação e maturação do colagénio, aumentou significativamente a angulação do tecido semelhante ao PDL recém-nascido e mostrou uma maior expressão de periostina nos defeitos de fenestração periodontal. A regeneração do PDL funcional e organizado é importante, uma vez que a sua estrutura única é essencial para as funcionalidades fisiológicas dos tecidos periodontais.

7. Para além dos estudos in vivo em animais, foram recentemente realizados dois ensaios clínicos. Chen et al. estudaram andaimes microfibrosos de PLA electrospun com fosfato β-tricálcico (β-TCP) incorporado em quatro porcos LanYu e quinze pacientes periodontais humanos. A membrana dentária de PLA Epi-guide® disponível no mercado foi utilizada como controlo. As estruturas de PLA/β-TCP não apresentaram citotoxicidade in vitro e apresentaram uma regeneração in vivo semelhante à do controlo. As estruturas electrospun e

as membranas de controlo bloquearam a migração do tecido conjuntivo de crescimento rápido para o local do defeito, criaram espaço para a regeneração de novos tecidos e mostraram um aumento da formação de novo cemento e osso em comparação com o controlo em branco. Os resultados dos ensaios clínicos demonstraram um aumento significativo da fixação dentária, profundidades de sondagem mais rasas e melhoria da inflamação periodontal em doentes com estruturas electrospun e membranas de controlo. Em contraste com os pacientes com estruturas electrospun, poucos pacientes com a membrana de controlo apresentaram dor nos locais cirúrgicos. O estudo revelou a adequação da estrutura de PLA/β-TCP electrospun como uma membrana GTR alternativa para aplicações clínicas. Noutro ensaio clínico, foram colocadas estruturas fibrosas electrospun de acetato de polivinilo/Ocimum sanctum em pacientes após destartarização e alisamento radicular. Os pacientes pertencentes aos grupos de controlo foram submetidos apenas a destartarização e alisamento radicular sem colocação das plataformas electrospun. Os resultados deste ensaio clínico mostraram um ganho clínico significativo na fixação dos dentes no grupo tratado com as plataformas electrospun. Verificou-se uma redução significativa dos níveis da citocina pró-inflamatória interleucina 1-β (IL-1β) entre o antes e o depois do tratamento com destartarização e alisamento radicular e colocação de scaffolds electrospun . Os resultados pós-tratamento não diferiram significativamente grupo submetido apenas a destartarização e alisamento radicular. Este ensaio clínico (ID CTRI/2018/07/014961) demonstrou um benefício adicional ao utilizar andaimes fibrosos electrospun juntamente com um tratamento não cirúrgico da periodontite.

2. Terapia genética

Para a regeneração dos tecidos, é essencial desencadear sinais celulares adequados e precisos através de factores de crescimento para orientar as populações de células hospedeiras, a fim de recapitular o potencial de diferenciação regenerativa endógena. A administração precisa de factores de crescimento pode ser um desafio, uma vez que estes se degradam rapidamente devido a semividas curtas e também se difundem nos tecidos circundantes. Por exemplo, num modelo porcino, demonstrou-se que a semi-vida do PDGF-BB era de 4,2 horas, com 96% de eliminação em 96 horas. As meias-vidas curtas e a difusão a partir do local de ação pretendido são propriedades inerentes à aplicação tópica de factores de crescimento, que normalmente ocorre único bólus de dose elevada. Isto pode levar a uma libertação explosiva num curto espaço de tempo, o que pode interferir com a bioatividade de outros factores de crescimento. A terapia genética permite a síntese e a secreção sustentadas de factores de crescimento, contribuindo para ultrapassar estas limitações. A engenharia de células através da terapia genética para sintetizar e segregar factores de crescimento representa uma abordagem alternativa para controlar a diferenciação das células estaminais e permite a produção mediada por células de proteínas com modificações pós-traducionais autênticas e maior atividade biológica.

Os vectores utilizados na terapia génica incluem plasmídeos, adenovírus (Ad), lentivírus, retrovírus, vírus adenoassociados (AAV) e baculovírus, tendo cada um deles as suas próprias vantagens e desvantagens. Dunn et al. implementaram a administração de Ad- BMP-7 utilizando uma matriz de colagénio num modelo pré-clínico para tratar defeitos ósseos peri-implantares e referiram que a administração do gene começou no dia 1 e atingiu o pico de expressão no dia 4. O tratamento genético de implantes dentários com Ad-BMP-7 resultou num melhor preenchimento do defeito ósseo alveolar, na formação de novo osso coronal e num novo contacto osso-implante.

Dado que taxas de transdução viral mais elevadas contribuem para um risco acrescido de imunogenicidade do hospedeiro e que doses mais elevadas de vírus podem levar a um aumento da citotoxicidade, a incorporação ou imobilização do vetor no material ou sobre o material constitui uma plataforma promissora para a entrega localizada e sustentada de genes. Hao et al. desenvolveram um sistema de administração de factores de terapia de duplo gene baseado na deposição de vapor químico numa superfície de PCL/ PLGA/titânio, todos eles biomateriais aprovados pela FDA. Este sistema conseguiu administrar com sucesso os vectores de genes BMP-7 e PDGF-B às células humanas da PDL, resultando numa produção de proteínas altamente localizada e sustentada (pico de expressão no dia 7-10) em comparação com a absorção física direta. Uma abordagem alternativa à incorporação de vectores de terapia génica em biomateriais foi descrita por Gonzalez-Fernandez et al. em que o ADN plasmídico à base de péptidos que codifica a BMP-2 e o fator de transcrição SRY-Box 9 (SOX-9) foi incorporado em hidrogéis sintonizáveis, que podiam dirigir uma transfecção rápida e transitória ou mais lenta e sustentada de células hospedeiras num padrão definido espácio-temporalmente. In vivo, a construção suportou o desenvolvimento de tecidos ósseos vascularizados sobrepostos por uma camada de cartilagem estável. São necessários ensaios clínicos para avaliar a segurança e a eficácia da terapia genética para fins de engenharia de tecidos periodontais e regeneração óssea em seres humanos - tanto quanto sabemos, estes estudos ainda não foram realizados. Um dos principais inconvenientes relacionados com a utilização de agentes biologicamente activos, como os factores de crescimento, é a sua curta semi-vida biológica, que resulta na sua rápida degradação após a aplicação. A terapia genética pode ser utilizada para facilitar a administração local prolongada de factores de crescimento através da transferência dos genes do fator de crescimento para a população celular local. administração genética do PDGF foi através da transferência bem sucedida gene do fator de crescimento derivado das plaquetas para cementoblastos e outros tipos de células periodontais (64,65,66). Estudos em animais demonstraram que a administração genética de PDGF estimulou uma maior atividade dos cementoblastos e melhorou a regeneração em comparação com uma única aplicação do fator de crescimento derivado de plaquetas recombinante. Embora a nossa compreensão da regulação genética do PDGF tenha melhorado com os estudos experimentais de terapia génica, a segurança e a eficácia da utilização da terapia génica para a regeneração ainda não foram totalmente avaliadas.

3. Terapia celular

A terapia celular pode ser definida como o tratamento de doenças através da introdução de novas células num tecido. A engenharia de tecidos baseada em células é uma das metodologias de engenharia de tecidos mais frequentemente utilizadas na literatura para a regeneração periodontal e está associada a vantagens distintas. Estas incluem a colocação direta de células e factores de crescimento segregados num defeito periodontal, o que reduz significativamente a fase de atraso esperada para o recrutamento de células progenitoras para o local do defeito. Os tipos de células mais utilizados incluem células PDL, BMSCs e células estaminais da polpa dentária (DPSCs). Foi demonstrado que um subconjunto específico de BMSCs CD90+ e CD14+ e de progenitores de monócitos apresenta um forte potencial osteogénico e pode ser isolado e expandido a partir de uma pequena amostra de medula óssea autóloga, sendo depois entregue ao doente. Este método permite a administração localizada de células específicas do doente e demonstrou, em ensaios de fase I/II, aumentar a formação óssea. No entanto, existem várias desvantagens óbvias , incluindo a necessidade de colher células estaminais humanas, a fraca estabilidade mecânica das folhas de células transplantadas e os resultados imprevisíveis das combinações de células estaminais e moldes. Enquanto as células PDL podem ser facilmente isoladas da superfície da raiz após a extração do dente, ou da superfície do osso alveolar de um alvéolo de extração, as BMSCs e DPSCs são muito mais difíceis de obter de pacientes humanos. A engenharia de folhas de células representa uma tecnologia relativamente não invasiva que incorpora substratos especializados que permitem a fácil separação de folhas de células expandidas, mantendo ao mesmo tempo uma matriz extracelular intacta. No entanto, é difícil conseguir uma fixação biomecânica utilizando esta abordagem. As lâminas de células podem deslocar-se facilmente durante a sutura ou mastigação, resultando em resultados regenerativos prejudicados. A utilização simultânea de um suporte pode proporcionar apoio à lâmina de células e manter o espaço necessário para a regeneração dos tecidos. No entanto, Yan et al. investigaram a capacidade regenerativa periodontal de um hidrogel de quitosano com ou sem carga celular e não registaram diferenças na formação de osso novo, na formação de ligamentos novos e no crescimento epitelial. Yu et al. verificaram que as células PDL implantadas não se integraram na área óssea recém-formada, mas conseguiram estimular a atividade osteogénica nas células hospedeiras circundantes de forma indireta.

A viabilidade da implementação da terapia celular através de folhas de células ou de células estaminais em combinação com estruturas de suporte deve ser validada em estudos futuros para investigar as vias de sinalização celular subjacentes e a capacidade regenerativa destas abordagens. Em relação à utilização de biomateriais que demonstraram proporcionar resultados regenerativos relativamente previsíveis, a terapia celular representa uma abordagem comparativamente complexa para implementação na prática clínica quotidiana. O desenvolvimento de métodos para melhorar a translatabilidade clínica das abordagens terapêuticas celulares deve ser considerado em estudos futuros. O recrutamento direcionado de células hospedeiras através do desenvolvimento de estruturas de acolhimento de células que não exijam o transplante de células tem um forte potencial para contornar algumas das limitações associadas à administração de células.

4. Terapia sem células: vesículas extracelulares para a regeneração periodontal e óssea

A utilidade das MSC para fins de engenharia de tecidos baseia-se não só na sua capacidade de se diferenciarem em células especializadas nos tecidos danificados, mas também na sua atividade parácrina. De facto, a investigação demonstrou que apenas uma pequena parte das MSC administradas sistémica ou localmente é fisicamente incorporada nos tecidos alvo. Estes dados sugerem que o seu potencial regenerativo é provavelmente mediado por mecanismos indirectos ligados à secreção de factores de crescimento e de vesículas extracelulares. Os meios condicionados de MSC surgiram recentemente como uma fonte rica de factores de crescimento e citocinas que tem aplicações potenciais na regeneração óssea sem células. As vesículas extracelulares segregadas pelas MSC também suscitaram interesse na engenharia de tecidos periodontais devido à sua capacidade única de transferir proteínas, lípidos e várias formas de ARN para as células circundantes, de modo a mediar uma grande variedade de funções biológicas. As vesículas extracelulares contêm claramente um conjunto desconcertante de moléculas biológicas; a análise do proteoma das vesículas extracelulares derivadas de MSC identificou 730 proteínas diferentes. Estas incluem receptores de superfície e moléculas de sinalização envolvidas na auto-renovação e diferenciação das MSC, bem como na proliferação celular, adesão, migração e morfogénese de muitos outros tipos de células. Embora o papel fisiológico das vesículas extracelulares derivadas de MSC não seja atualmente totalmente compreendido, os ensaios pré-clínicos e clínicos demonstraram resultados promissores no contexto da regeneração periodontal e óssea, sugerindo que as vesículas extracelulares derivadas de MSC possuem muitas das propriedades regenerativas das suas contrapartes celulares.

Foi recentemente demonstrado que as pequenas vesículas extracelulares derivadas de BMSC promovem a migração, a proliferação e a diferenciação osteogénica de PDLCs humanas in vitro e atenuam a perda óssea periodontal, a infiltração inflamatória e a degradação do colagénio em ratos com periodontite induzida por ligaduras. Shen et al. demonstraram que o hidrogel de quitosano incorporado em exossomas derivados de DPSC acelerou a cicatrização do osso alveolar num modelo de periodontite murina, suprimindo a inflamação e estimulando a polarização dos macrófagos para um fenótipo anti-inflamatório. Curiosamente, os efeitos imunomoduladores na polarização dos macrófagos foram associados ao ARNm funcional contido nos exossomas. Noutro estudo, Chew et al. demonstraram que os exossomas derivados de MSC fornecidos através de uma esponja de colagénio promoveram a regeneração de defeitos periodontais induzidos cirurgicamente num modelo de rato.

Embora uma grande parte da investigação se tenha centrado nas vesículas extracelulares derivadas das MSC, é importante perceber que muitas, se não todas as células, segregam micro e nano-vesículas que se acredita desempenharem papéis importantes na comunicação intercelular, tanto a nível local como distante. Parte da complexidade da avaliação da influência das vesículas extracelulares na regeneração periodontal e óssea reside na identificação dos componentes activos a partir de uma mistura altamente heterogénea de moléculas. Além disso, não é claro como as condições de cultura celular podem influenciar a composição e o rendimento dos exossomas, o que leva a questões relacionadas com a consistência e a repetibilidade dos resultados clínicos. É necessária investigação futura sob a forma de ensaios clínicos para verificar se as abordagens sem células podem atingir resultados comparáveis aos da terapêutica celular.

CONCLUSÕES

A regeneração dos defeitos ósseos periodontais envolve não só a experiência e as competências clínicos, mas também a seleção materiais e técnicas regenerativos adequados do arsenal dentário. Está disponível uma variedade de técnicas cirúrgicas e produtos para regeneração com provas substanciais de investigação sobre a sua eficácia. O clínico deve fazer a sua escolha da modalidade regenerativa mais adequada com base em factores gerais e específicos do local e no que diz respeito eventos de cicatrização natural que ocorrem no pós-operatório. Nos últimos 25 anos, a regeneração periodontal tem sido objeto de uma investigação laboratorial e clínica considerável. De facto, foram realizados numerosos ensaios clínicos controlados e aleatórios para avaliar a eficácia clínica de várias técnicas cirúrgicas destinadas a obter a regeneração periodontal. Nos últimos 10 a 20 anos, registaram-se muitos avanços importantes no domínio da engenharia de tecidos periodontais e da medicina regenerativa. No futuro, poderá ser possível imitar os processos naturais de cicatrização através do desenvolvimento de suportes biomiméticos que fornecem produtos biológicos em resposta a estímulos microambientais e exigências celulares. Apesar destes desenvolvimentos, há ainda muito trabalho a fazer para permitir a tradução clínica. São necessários estudos futuros para confirmar as concentrações específicas e ajustáveis dos factores de crescimento que produzem os melhores resultados regenerativos e para delinear melhor os efeitos diferenciais dos factores de crescimento nos vários componentes dos tecidos duros e moles que constituem o suporte periodontal e peri-implantar. Além disso, a investigação futura deve aprofundar a validade das abordagens baseadas na engenharia de tecidos que implementam combinações de produtos biológicos, bem como a administração sequencial e controlável. O desenvolvimento de scaffolds degradáveis interligados e altamente porosos, com propriedades biomecânicas adequadas, permitirá interações mais favoráveis entre as células e os MCE. Relativamente à terapia celular, o trabalho futuro deve centrar-se na melhoria da viabilidade, estabilidade e funções regenerativas das folhas de células implantadas. Em última análise, as tecnologias baseadas na engenharia de tecidos orais têm um objetivo comum - fornecer opções de tratamento específicas para cada doente que maximizem a função, a estética e a qualidade dos cuidados prestados ao doente.

BIBLIOGRAFIA

1.Melcher AH. Sobre o potencial de reparação dos tecidos periodontais. J Periodontol 1976; 47: 256-260

2.Caton J, Nyman S, Zander H. Avaliação histométrica da cirurgia periodontal. II. Níveis de ligação do tecido conjuntivo após quatro procedimentos regenerativos. J Clin Periodontol 1980; 7: 224-231

3.Karring T, Nyman S, Lindhe J. Cicatrização após implantação de raízes afectadas por periodontite em tecido ósseo. J Clin Periodontol 1980; 7: 96-105.

4.Nyman S, Karring T, Lindhe J, Planten S. Cicatrização após implantação de raízes afectadas por periodontite no tecido conjuntivo gengival. J Clin Periodontol 1980; 7: 394-401.

5.Blomlof L, Jonsson B, Blomlof J, Lindskog S. Um estudo clínico do condicionamento da superfície radicular com um gel de EDTA. II. Tratamento periodontal cirúrgico. Int J Periodontics Restorative Dent 2000; 20: 566-573.

6.Erdinc M, Efeoglu A, Demirel K. Avaliação clínica do efeito do condicionamento radicular com cloridrato de tetraciclina durante a cirurgia de retalho. Periodontal Clin Investig 1995; 17: 6-9.

7.Fuentes P, Garrett S, Nilveus R, Egelberg J. Tratamento de defeitos de furca periodontal. Retalho posicionado coronalmente com ou sem condicionamento radicular com ácido cítrico em defeitos de classe II. J Clin Periodontol 1993; 20: 425-430.

8.Mariotti A. Eficácia dos modificadores químicos da superfície radicular no tratamento da doença periodontal. Uma revisão sistemática. Ann Periodontol 2003; 8: 205-226.

9.Bowers GM, Chadroff B, Carnevale R, et al. Avaliação histológica da formação de novos aparelhos de fixação em humanos. Parte III. J Periodontol 1989; 60: 683- 693.

10. Bowers G, Felton F, Middleton C, et al. Comparação histológica da regeneração em defeitos intra-ósseos humanos quando a osteogenina é combinada com aloenxerto ósseo desmineralizado liofilizado e com colagénio bovino purificado. J Periodontol 1991; 62: 690-702.

11. Listgarten MA, Rosenberg MM. Estudo histológico da reparação após novos procedimentos de fixação em lesões periodontais humanas. J Periodontol 1979; 50: 333- 344.

12. Hiatt WH, Schallhorn RG, Aaronian AJ. A indução da formação de novo osso e cemento. IV. Exame microscópico periodonto após procedimentos de regeneração periodontal com aloenxerto ósseo e medula óssea humana, autoenxerto e não enxerto. J Periodontol 1978; 49: 495-512.

13. Dragoo MR, Kaldahl WB. Avaliação clínica e histológica de aloplastos e aloenxertos em cirurgia periodontal regenerativa em humanos. Int J Periodontics Restorative Dent 1983; 3: 8-29.

14. Froum SJ. Avaliação histológica humana do polímero HTR e do aloenxerto ósseo liofilizado. Relato de um caso. J Clin Periodontol 1996; 23: 615-620.

15. Reynolds MA, Aichelmann-Reidy ME, Branch-Mays GL, Gunsolley JC. A eficácia dos enxertos de substituição óssea no tratamento de defeitos ósseos periodontais. Uma revisão sistemática. Ann Periodontol 2003; 8: 227-265.

16. Buser D, Warrer K, Karring T. Formação de um ligamento periodontal à volta de implantes de titânio. J Periodontol 1990; 61: 597-601.

17. Becker W, Becker BE, Berg L, Prichard J, Caffesse R, Rosenberg E. Nova fixação após tratamento com procedimentos de isolamento radicular: relatório para a classe tratada III e Classe II e defeitos ósseos verticais. Int J Periodontics Restorative Dent 1988; 8: 8-23.

18. Cortellini P, Pini Prato G, Baldi C, Clauser C. Regeneração de tecidos guiada com diferentes materiais. Int J Periodontics Restorative Dent 1990; 10: 136-151.

19. Murphy KG. Complicações pós-operatórias de cicatrização associadas ao material periodontal Gore-Tex. Parte I. Incidência e caraterização. Int J Periodontics Restorative Dent 1995; 15: 363-375.

20. Selvig KA, Kersten BG, Chamberlain AD, Wikesjo UM, Nilveus RE. Cirurgia regenerativa de defeitos periodontais intra-ósseos utilizando membranas de barreira de ePTFE: avaliação microscópica eletrónica de varrimento de membranas recuperadas versus cicatrização clínica. J Periodontol 1992; 63: 974-978.

21. Sculean A, Schwarz F, Chiantella GC, et al. Resultados de cinco anos de um estudo prospetivo, aleatório e controlado que avaliou o tratamento de defeitos intra-ósseos com um mineral ósseo natural e GTR. J Clin Periodontol 2007; 34: 72-77.

22. Tonetti MS, Cortellini P, Lang NP, et al. Resultados clínicos após o tratamento de defeitos intra-ósseos humanos com GTR/material de substituição óssea ou retalho de acesso isolado. Um ensaio clínico multicêntrico, aleatório e controlado. J Clin Periodontol 2004; 31: 770-776.

23. Sanz M, Giovannoli JL. Foco nos defeitos de furca: regeneração tecidual guiada. Periodontol 2000 2000; 22: 169-189.

24. Jepsen S, Eberhard J, Herrera D, Needleman I. Uma revisão sistemática da regeneração tecidular guiada para defeitos de furca periodontal. Qual é o efeito da regeneração tecidular guiada em comparação com o desbridamento cirúrgico no tratamento de defeitos de furca? J

Clin Periodontol 2002; 3: 103-116. discussão 160-102

25. Needleman I, Tucker R, Giedrys-Leeper E, Worthington H. Regeneração tecidular guiada para defeitos intra-ósseos periodontais - uma revisão sistemática da Cochrane. Periodontol 2000 2005; 37: 106-123.

26. Maycock J, Wood SR, Brookes SJ, Shore RC, Robinson C, Kirkham J. Caracterização de uma preparação de amelogenina porcina, EMDOGAIN, um tratamento biológico para a doença periodontal. Connect Tissue Res 2002; 43: 472-476.

27. Hammarstrom L. Matriz do esmalte, desenvolvimento e regeneração do cemento. J Clin Periodontol 1997; 24: 658-668.

28. Hammarstrom L, Heijl L, Gestrelius S. Regeneração periodontal num modelo de deiscência bucal em macacos após a aplicação de proteínas da matriz do esmalte. J Clin Periodontol 1997; 24: 669-677.

29. Heijl L. Regeneração periodontal com derivado de matriz de esmalte num defeito experimental humano. Relato de um caso. J Clin Periodontol 1997; 24: 693-696.

30. Yukna RA, Mellonig JT. Avaliação histológica da cicatrização periodontal em humanos após terapia regenerativa com derivado da matriz do esmalte. Uma série de 10 casos. J Periodontol 2000; 71: 752-759.

31. Trombelli L, Farina R. Resultados clínicos com agentes bioactivos isolados ou em combinação com enxertos ou regeneração tecidular guiada. J Clin Periodontol 2008; 35: 117-135.

32. Sculean A, Schwarz F, Becker J, Brecx M. A aplicação de um derivado da proteína da matriz do esmalte (Emdogain) na terapia periodontal regenerativa: uma revisão. Med Princ Pract 2007; 16: 167-180.

33. Camargo PM, Lekovic V, Weinlaender M, Vasilic N, Kenney EB, Madzarevic M. A eficácia das proteínas da matriz do esmalte utilizadas em combinação com o mineral ósseo poroso bovino no tratamento de defeitos intra-ósseos em humanos. J Clin Periodontol 2001; 28: 1016-1022.

34. Sculean A, Windisch P, Keglevich T, Chiantella GC, Gera I, Donos N. Avaliação clínica e histológica de defeitos intra-ósseos humanos tratados com um derivado proteico da matriz do esmalte combinado com um xenoenxerto derivado de bovino. Int J Periodontics Restorative Dent 2003; 23: 47-55.

35. Zucchelli G, Amore C, Montebugnoli L, De Sanctis M. Proteínas da matriz do esmalte e mineral ósseo poroso bovino no tratamento de defeitos intra-ósseos: um ensaio clínico controlado comparativo. J Periodontol 2003; 74: 1725-1735.

36. Jepsen S, Heinz B, Jepsen K, et al. Um ensaio clínico aleatório que compara o tratamento com derivados da matriz de esmalte e com membranas do envolvimento da furca de Classe II vestibular em molares inferiores. Parte I: Desenho do estudo e resultados para os resultados primários. J Periodontol 2004; 75: 1150-1160.

37. Nikolopoulos S, Peteinaki E, Castanas E. Immunologic effects of emdogain in humans: one-year results. Int J Periodontics Restorative Dent 2002; 22: 269-277.

38. Zetterstrom O, Andersson C, Eriksson L, et al. Segurança clínica do derivado da matriz do esmalte (EMDOGAIN) no tratamento de defeitos periodontais. J Clin Periodontol 1997; 24: 697-704.

39. Sculean A, Kiss A, Miliauskaite A, Schwarz F, Arweiler NB, Hannig M. Resultados de dez anos após o tratamento de defeitos intra-ósseos com proteínas da matriz do esmalte e regeneração tecidular guiada. J Clin Periodontol 2008; 35: 817-824.

40. Shimono M, Ishikawa T, Ishikawa H, et al. Mecanismos de regulação da regeneração periodontal. Microsc Res Tech 2003; 60: 491-502.

41. Howell TH, Fiorellini JP, Paquette DW, Offenbacher S, Giannobile WV, Lynch SE. Um ensaio clínico de fase I/II para avaliar uma combinação de fator de crescimento derivado de plaquetas-BB humano recombinante e fator de crescimento semelhante à insulina-I humano recombinante em pacientes com doença periodontal. J Periodontol 1997; 68: 1186-1193.

42. Camelo M, Nevins ML, Schenk RK, Lynch SE, Nevins M. Regeneração periodontal em furcações humanas de Classe II utilizando o fator de crescimento derivado de plaquetas humano purificado (rhPDGF-BB) com aloenxerto ósseo. Int J Periodontics Restorative Dent 2003; 23: 213-225.

43. Nevins M, Camelo M, Nevins ML, Schenk RK, Lynch SE. Regeneração periodontal em humanos utilizando o fator de crescimento derivado de plaquetas humano recombinante - BB (rhPDGF-BB) e osso alogénico. J Periodontol 2003; 74: 1282-1292.

44. Nevins M, Hanratty J, Lynch SE. Resultados clínicos utilizando o fator de crescimento derivado de plaquetas humano recombinante e o aloenxerto ósseo liofilizado mineralizado em defeitos periodontais. Int J Periodontics Restorative Dent 2007; 27: 421-427.

45. Nevins M, Giannobile WV, McGuire MK, et al. O fator de crescimento derivado das plaquetas estimula o preenchimento ósseo e a taxa de aumento do nível de inserção: resultados de um grande ensaio multicêntrico controlado e aleatório. J Periodontol 2005; 76: 2205-2215.

46. McGuire MK, Kao RT, Nevins M, Lynch SE. rhPDGF-BB promove a cicatrização de defeitos periodontais: observações clínicas e radiográficas de 24 meses. Int J Periodontics

Restorative Dent 2006; 26: 223-231.

47. Ridgway HK, Mellonig JT, Cochran DL. Avaliação clínica e histológica humana do fator de crescimento derivado de plaquetas humano recombinante e do fosfato beta-tricálcico para o tratamento de defeitos intra-ósseos periodontais. Int J Periodontics Restorative Dent 2008; 28: 171-179.

48. Okuda K, Kawase T, Momose M, et al. O plasma rico em plaquetas contém níveis elevados de fator de crescimento derivado de plaquetas e fator de crescimento transformador-beta e modula a proliferação de células relacionadas com o periodonto in vitro. J Periodontol 2003; 74: 849-857.

49. Hanna R, Trejo PM, Weltman RL. Tratamento de defeitos intra-ósseos com xenoenxerto derivado de bovino isolado e em combinação com plasma rico em plaquetas: um ensaio clínico aleatório. J Periodontol 2004; 75: 1668-1677.

50. Okuda K, Tai H, Tanabe K, et al. Plasma rico em plaquetas combinado com um enxerto de hidroxiapatite porosa para tratamento de defeitos periodontais intra-ósseos em humanos: um estudo clínico controlado comparativo. J Periodontol 2005; 76: 890-898.

51. Ouyang XY, Qiao J. Efeito do plasma rico em plaquetas no tratamento de defeitos intra-ósseos periodontais em humanos. Chin Med J (Engl) 2006; 119: 1511-1521.

52. Demir B, Sengun D, Berberoglu A. Avaliação clínica do plasma rico em plaquetas e do vidro bioativo no tratamento de defeitos intra-ósseos. J Clin Periodontol 2007; 34: 709-715.

53. Yassibag-Berkman Z, Tuncer O, Subasioglu T, Kantarci A. Utilização combinada de plasma rico em plaquetas e enxerto ósseo com ou sem regeneração tecidular guiada no tratamento de defeitos interproximais anteriores. J Periodontol 2007; 78: 801- 809.

54. Christgau M, Moder D, Hiller KA, Dada A, Schmitz G, Schmalz G. Factores de crescimento e citocinas no concentrado de plaquetas autólogo e a sua correlação com os resultados da regeneração periodontal. J Clin Periodontol 2006; 33: 837-845.

55. Dori F, Huszar T, Nikolidakis D, Arweiler NB, Gera I, Sculean A. Effect of platelet-rich plasma on the healing of intrabony defects treated with an anorganic bovine bone mineral and expanded polytetrafluoroethylene membranes. J Periodontol 2007; 78: 983-990.

56. Weibrich G, Kleis WK, Hafner G, Hitzler WE, Wagner W. Comparação dos níveis de plaquetas, leucócitos e factores de crescimento no plasma enriquecido com plaquetas no local de prestação de cuidados, preparado utilizando um kit Curasan modificado, com preparações recebidas de um banco de sangue local. Clin Oral Implants Res 2003; 14: 357-362.

57. Papli R, Chen S. Tratamento cirúrgico de defeitos infra-ósseos com concentrado de plaquetas autólogo ou membrana de barreira bioabsorvível: uma série de casos prospectivos. J

Periodontol 2007; 78: 185-193.

58. Bartold PM, McCulloch CA, Narayanan AS, Pitaru S. Engenharia de tecidos: um novo paradigma para a regeneração periodontal baseado na biologia molecular e celular. Periodontol 2000 2000; 24: 253-269.

59. Lang H, Schuler N, Nolden R. Formação de aderências após reimplantação de células cultivadas em defeitos periodontais - um estudo em minipigs. J Dent Res 1998; 77: 393-405.

60. Seo BM, Miura M, Gronthos S, et al. Investigação de células estaminais pós-natais multipotentes do ligamento periodontal humano. Lancet 2004; 364: 149-155.

61. Lin N-H, Gronthos S, Bartold PM. Células estaminais e regeneração periodontal. Aust Dent J 2008; 53: 108-121.

62. Iwata T, Yamato M, Tsuchioka H, et al. Regeneração periodontal com folhas de células derivadas do ligamento periodontal com várias camadas num modelo canino. Biomaterials 2009; 30: 2716-2723.

63. Flores MG, Yashiro R, Washio K, Yamato M, Okano T, Ishikawa I. A folha de células do ligamento periodontal promove a regeneração periodontal em ratos atímicos. J Clin Periodontol 2008; 35: 1066-1072.

64. Anusaksathien O, Webb SA, Jin QM, Giannobile WV. O fornecimento de genes do fator de crescimento derivado das plaquetas estimula a reparação gengival ex vivo. Tissue Eng 2003; 9: 745- 756.

65. Chang PC, Cirelli JA, Jin Q, et al. O adenovírus que codifica o fator de crescimento derivado de plaquetas-B humano administrado a defeitos ósseos alveolares apresenta perfis de segurança e biodistribuição favoráveis à utilização clínica. Hum Gene Ther 2009 (no prelo).

66. Jin Q, Anusaksathien O, Webb SA, Printz MA, Giannobile WV. Engenharia de estruturas de suporte dentário através da entrega de vectores de terapia genética PDGF. Mol Ther 2004; 9: 519-526.

ÍNDICE DE CONTEÚDOS

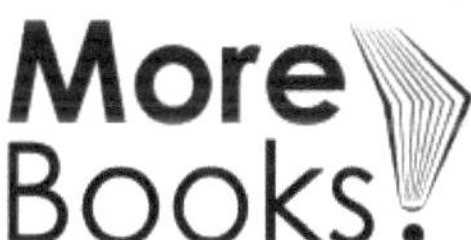

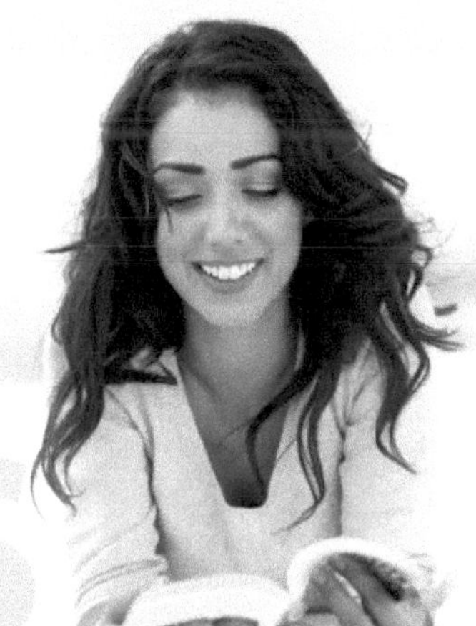

I want morebooks!

Buy your books fast and straightforward online - at one of world's fastest growing online book stores! Environmentally sound due to Print-on-Demand technologies.

Buy your books online at
www.morebooks.shop

Compre os seus livros mais rápido e diretamente na internet, em uma das livrarias on-line com o maior crescimento no mundo! Produção que protege o meio ambiente através das tecnologias de impressão sob demanda.

Compre os seus livros on-line em
www.morebooks.shop

info@omniscriptum.com
www.omniscriptum.com

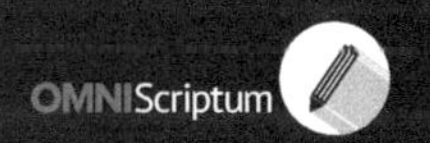

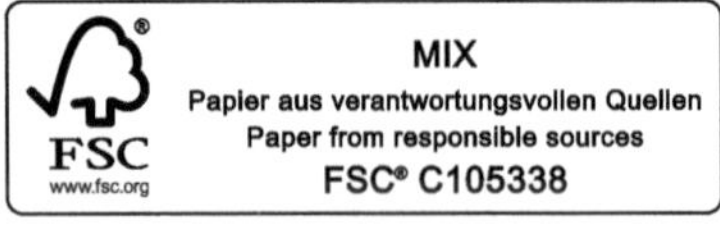

Printed by Books on Demand GmbH, Norderstedt / Germany